浙派中医

温热经纬

浙派中医丛书·原著系列第二辑

清·王士雄 著

孙舒雯 王英 校注

U0129585

全国百佳图书出版单位

中国中医药出版社

·北京·

图书在版编目（CIP）数据

温热经纬 /（清）王士雄著；孙舒雯，王英校注 . —北京：中国中医药出版社，2023.9

（浙派中医丛书）

ISBN 978 - 7 - 5132 - 8292 - 5

Ⅰ . ①温… Ⅱ . ①王… ②孙… ③王… Ⅲ . ①温病学说—中国—清代 Ⅳ . ① R254.2

中国国家版本馆 CIP 数据核字（2023）第 129063 号

中国中医药出版社出版

北京经济技术开发区科创十三街 31 号院二区 8 号楼

邮政编码 100176

传真 010-64405721

山东润声印务有限公司印刷

各地新华书店经销

开本 710×1000 1/16 印张 14 字数 200 千字

2023 年 9 月第 1 版 2023 年 9 月第 1 次印刷

书号 ISBN 978 - 7 - 5132 - 8292 - 5

定价 59.00 元

网址 www.cptcm.com

服 务 热 线 010-64405510

购 书 热 线 010-89535836

维 权 打 假 010-64405753

微信服务号 zgzyycbs

微商城网址 https://kdt.im/LIdUGr

官 方 微 博 http://e.weibo.com/cptcm

天猫旗舰店网址 https://zgzyycbs.tmall.com

如有印装质量问题请与本社出版部联系（010-64405510）

《浙派中医丛书》组织机构

指导委员会

主 任 委 员　王仁元　曹启峰　谢国建　朱　炜　肖鲁伟

　　　　　　范永升　柴可群

副主任委员　蔡利辉　曾晓飞　胡智明　黄飞华　王晓鸣

委　　　员　陈良敏　郑名友　程　林　赵桂芝　姜　洋

专 家 组

组　　长　盛增秀　朱建平

副 组 长　肖鲁伟　范永升　连建伟　王晓鸣　刘时觉

成　　员（以姓氏笔画为序）

　　　　　　王　英　朱德明　竹剑平　江凌圳　沈钦荣

　　　　　　陈永灿　郑　洪　胡　滨

项目办公室

办 公 室　浙江省中医药研究院中医文献信息研究所

主　　任　江凌圳

副 主 任　庄爱文　李晓寅

总　序

　　浙江位居我国东南沿海，地灵人杰，人文荟萃，文化底蕴十分深厚，素有"文化之邦"的美誉。就拿中医中药来说，在其发展的历史长河中，历代名家辈出，著述琳琅满目，取得了极其辉煌的成就。

　　由于浙江省地域不同，中医传承脉络有异，从而形成了一批各具特色的医学流派，使中医学术呈现出百花齐放、百家争鸣的繁荣景象。其中丹溪学派、温补学派、钱塘医派、永嘉医派、绍派伤寒等最负盛名，影响遍及海内外。临床各科更是异彩纷呈，涌现出诸多颇具名望的专科流派，如宁波宋氏妇科和董氏儿科、湖州凌氏针灸、武康姚氏世医、桐乡陈木扇女科、萧山竹林寺女科、绍兴三六九伤科，等等，至今仍为当地百姓的健康保驾护航，厥功甚伟。

　　值得一提的是，古往今来，浙江省中医药界还出现了为数众多的知名品牌，如著名道地药材"浙八味"，名老药店"胡庆余堂"等，更是名驰遐迩，誉享全国。由是观之，这些宝贵的学术流派和中医药财富，很值得传承与弘扬。

　　有鉴于此，浙江省中医药学会为发扬光大浙江省中医药学术流派精华，凝练浙江中医药学术流派的区域特点和学术内涵，由对浙江中医药学术流派有深入研究的浙江中医药大学原校长范永升教授亲自领衔，凝心聚力，集思广益，最终打出了"浙派中医"这面能代表浙江省中医药特色、优势和成就的大旗。此举，得到了浙江省委省政府、浙江省卫生健康委员会和浙江省中医药管理局的热情鼓励和大力支持。

《中共浙江省委 浙江省人民政府 关于促进中医药传承创新发展的实施意见》提出要"打造'浙派中医'文化品牌，实施'浙派中医'传承创新工程，深入开展中医药文化推进行动计划。加强中医药传统文献研究，编撰'浙派中医'系列丛书"。浙江省中医药学会先后在省内各地多次举办有关"浙派中医"的巡讲和培训等学术活动，气氛热烈，形势喜人。

浙江省中医药研究院中医文献信息研究所为贯彻习近平总书记关于中医药工作的重要论述精神和《中共浙江省委 浙江省人民政府 关于促进中医药传承创新发展的实施意见》，结合该所的专业特长，组织省内有关单位和人员，主动申报并承担了浙江省中医药科技计划《浙派中医》系列研究丛书编撰工程"，省中医药管理局将其列入中医药现代化专项。在课题实施过程中，项目组人员不辞辛劳，在广搜文献、深入调研的基础上，按《浙派中医丛书》编写计划，分原著系列、专题系列、品牌系列三大板块，殚心竭力地进行编撰出版，我感到非常欣慰。

我生在浙江，长在浙江，在浙江从事中医药事业已经五十余年，虽然年近九秩，但是继承发扬中医药的初心不改。我十分感谢为编写《浙派中医丛书》付出辛勤劳作的同志们。专著的陆续出版，必将为我省医学史的研究增添浓重一笔；必将会对我省乃至全国中医药学术流派的传承和创新起到促进作用。我更期望我省中医人努力奋斗，砥砺前行，将"浙派中医"的整理研究工作做得更好，把这张"金名片"擦得更亮，为建设浙江中医药强省做出更大的贡献。

葛琳仪

写于辛丑年孟春

注：葛琳仪，国医大师、浙江中医学院原院长

前　言

　　"浙派中医"是浙江省中医学术流派的概称，是浙江省中医药学术的一张熠熠生辉的"金名片"。近年来，在上级主管部门的支持下，浙江省中医界正在开展规模宏大的浙派中医的传承和弘扬工作，根据浙江省卫生健康委员会、浙江省文化和旅游厅、浙江省中医药管理局印发的《浙江省中医药文化推进行动计划》（2019—2025年）的通知精神，特别是主要任务中打造"浙派中医"文化品牌——编撰中医药文化丛书，梳理浙江中医药发展源流与脉络，整理医学文献古籍，出版浙江中医药文化、"浙派中医"历代文献精华、名医学术精华、流派世家研究精华、"浙产名药"博览等丛书，全面展现浙江中医药学术与文化成就。根据这一任务，2019年浙江省中医药研究院中医文献信息研究所策划了《浙派中医丛书》（原著、专题、品牌系列）编撰工程，总体计划出书60种，得到浙江省中医药现代化专项的支持，立项（项目编号2020ZX002）启动。

　　《浙派中医丛书》原著系列指对"浙派中医"历代文献精华，特别是重要的代表性古籍，按照中华中医药学会2012年版《中医古籍整理规范》进行整理研究，包括作者和成书考证、版本调研、原文标点、注释、校勘、学术思想研究等，形成传世、通行点校本，陆续出版，尤其是对从未整理过的善本、孤本进行影印出版，以期进一步整理研究；专题系列指对"浙派中医"的学派、医派、中医专科流派等进行系统介绍，深入挖掘其临床经验和学术思想，切实地做好文献为临床服务；品牌系列指将名医杨继洲、朱丹溪，名店胡庆余堂，名药"浙八味"等在浙江地域甚至国内外享有较高知名度的人、物进行整理研究编纂成书，突出文化内涵和打造文化品牌。

《浙派中医丛书》从 2020 年启动以来，得到了浙江省人民政府、浙江省卫生健康委员会、浙江省中医药管理局的大力支持，得到了浙江省内和国内对浙派中医有长期研究的文献整理研究人员的积极参与，涉及单位逾十家，作者上百位，大家有一个共同的心愿，就是要把"浙派中医"这张"金名片"擦得更亮，进一步提高浙江中医药大省在海内外的知名度和影响力。

2020 年至今，我们经历了新冠肺炎疫情，版本调研多次受阻，线下会议多次受影响，专家意见反复碰撞，尽管任务艰巨，但我们始终满怀信心，在反复沟通中摸索，在不断摸索中积累，继原著系列第一辑刊印出版后，原著系列第二辑、专题系列、品牌系列也陆续交稿，使《浙派中医丛书》三个系列均有代表著作问世。

还需要说明的是，本丛书专题系列由于各学术流派内容和特色有所不同，品牌系列亦存在类似情况，本着实事求是的原则，各书的体例不强求统一，酌情而定。

科学有险阻，苦战能过关。只要我们艰苦奋斗，协作攻关，《浙派中医丛书》的编撰工程，一定能胜利完成，殷切期望读者多提宝贵意见和建议，使我们将这项功在当代，利在千秋的大事做得更强更好。

《浙派中医丛书》编委会
2022 年 4 月

校注说明

　　《温热经纬》为清代著名医家王士雄所著，成书于清咸丰二年（1852）。该书系统地总结了前人的温病学理论，并加以评述，充分反映了王氏对温病的观念及诊治经验，是其代表作之一。王士雄（1808—1863），字孟英，浙江盐官（今浙江省海宁市）人，为清代著名的温病学家，被誉为温病学派四大家之一。王氏生活于疫疠流行时期，深感当时的医家"或以伤寒为温热，或以温热为伤寒，或并疫于风温，或并风温于疫，或不知有伏气为病，或不知有外感之温，甚至并暑暍二字而不识"，故辑录了《黄帝内经》《伤寒杂病论》有关温热病的条文为经，以叶天士、薛生白、陈平伯、余师愚等对于温热病的观点为纬，条分缕析，阐发己见，汇编为一书，被称为温病学集大成之著作。

　　本次整理，以清同治二年（1863）刻本为底本；以清同治十三年（1874）湖北崇文书局本（简称崇文书局本）为主校本；以清光绪十八年（1892）上海醉六堂刻潜斋医书五种本（简称醉六堂本）、1935年上海中医书局铅印本（简称中医书局本）为参校本；《黄帝内经素问》通行本为他校本。

　　本书具体校注原则如下。

　　1. 原书为繁体字竖排，现改为简体字横排，加以现代标点。凡指文字方位的"右""左"，均相应地径改为"上""下"。

　　2. 异体字、古字、俗写字径改。通假字保留原字，于首见处出注说明，并予以书证。明显的错字、别字，或系一般笔画之误者，如"已""己""巳"等，据文义径改。

3. 对冷僻的字词，注明读音，一般采取拼音和直音相结合的方法标明之。如无相应的同音汉字，则仅标注拼音。

4. 对费解的字词、成语、典故等，予以训释，用浅显的文句，解释其含义，力求简洁明了，避免烦琐考据。一般只注首见者，凡重出的，则不重复出注。

5. 凡底本与校本文字不一，若显系底本错讹而校本正确者，则据校本改正或增删底本原文，并出校记；如属校本有误而底本不误者，则不出校；若难以肯定何者为是，但以校本文义较胜而有一定参考价值，或两者文字均有可取之处需要并存者，则不改动底本原文，出校记说明互异之处。

6. 原文中俗写的药名用字按规范药名用字径改。

7. 原书各卷前有"温热经纬"四字，现统一删除。

校注者

2023 年 1 月

温热经纬序①

　　自来生民之疾，莫重于伤寒，存亡判乎呼吸，得失决于一朝，变化万端，不容或紊。而伤寒中，温热暑湿之病，证因非一，尤易混淆，前贤所以各有专书，互相阐发，而斤斤于此也。顾明于此者昧于彼，聚讼纷纭，各鸣己得，徒使好学之士无所适从，而或过信一家之言，未免偏之为害矣。王君孟英，该博淹贯②，引经斥异，众美兼收，谓前人之说既已中肯，何必再申己意，因而弃瑕录瑜③，汇成《温热经纬》一编。盖本述而不作之意，而其中间以按语，亦谓旁考他书，参以阅历，则亦犹之述耳，而初非有私心臆断于其间也。仆懵不知医，过从之余，窃闻绪论，喜长沙之学既得诸家表彰于前，复得王氏厘订于后，由是千秋绝业不致淆乱于群言，而四时五气之感亦不致难辨而失之歧误，其有裨生民之命岂浅鲜哉！嘱为弁言④，爰不揣谫陋⑤而书之。

　　　　　　　　咸丰二年壬子初⑥夏⑦仁和赵梦龄⑧

---

　　① 温热经纬序：崇文书局本无此五字。
　　② 该博淹贯：指学问或见闻广博深通。该，完备；淹，深入。
　　③ 弃瑕录瑜：指摒弃缺点而录取其精华。瑕，玉上的赤色斑点，比喻事物的缺点、毛病；瑜，美玉。
　　④ 弁（biàn 变）言：书籍冠于卷首相当于前言或序文一类文章。弁，古代的一种帽子。
　　⑤ 谫（jiǎn 简）陋：浅薄。
　　⑥ 初：崇文书局本无此字。
　　⑦ 夏：崇文书局本此下有"四月"二字。
　　⑧ 龄：崇文书局本此下有"序"字。

温热经纬序^①

余读孟英之《霍乱论》也，在道光纪元之二十有八年。阅三载，孟英游江右时，余握篆^②宜黄^③，始纳交于孟英，因得读其《回春录》《仁术志》诸治案，为之编纂排比，付诸剞劂^④，以惠世人。孟英知余耽情竹素^⑤，积嗜成癖，所获奇方秘籍，恒邮寄相示，拓我见闻。而余每有所疑^⑥，驰书相问难，孟英为之条分缕析，援古证今，如冰斯开，如结斯解，披函庄诵，未尝不抚案称快。数载以来，尺书往复，鱼雁为劳。夫疾疢^⑦人之所时有也，不有药石，患害曷瘳？然而医籍流传，途径多歧，聚讼纷纭，各鸣一得，使后学旁皇^⑧眩惑，罔决适从，识者病之。余恒欲广搜百氏，兼综群言，吸摄精华，倾吐糟粕，勒为一书，以质好学深思之士，而才识谫陋，不敢自信，欲俟资力稍充，邀孟英共事扬榷^⑨，成斯盛举。浮沉数载，而所志迄莫能偿。既而军事兴，粤西贼起，攻长沙，屠武昌，陷安庆，遂踞金陵。江西左皖右楚，以大江为门户，大宪议保甲议团练以固疆圉^⑩。时余自宜黄改任临川，虽地居腹里，而民气素浮，讹言繁兴，张皇既虞生事，优柔又恐养奸，昕

---

① 温热经纬序：崇文书局本无此五字。

② 握篆：掌握官印，旧指任正职长官。

③ 宜黄：地名，现属江西省抚州市。

④ 剞劂（jījué 基决）：雕板，亦指书籍的出版。

⑤ 竹素：犹竹帛也，谓竹简与缣素也。引申为书籍之称。

⑥ 疑：崇文书局本此下有"辄"字。

⑦ 疢（chèn 趁）：热病。引申为疾病。

⑧ 旁皇：徘徊，游移不定。

⑨ 扬榷：约略，略举大要，扼要论述。

⑩ 疆圉（yǔ 语）：边疆，边界。

夕①鹿鹿簿书②间，而此事遂不暇计及。未几，先君子在籍弃养③，奔丧归里，千戈载途，道路梗涩，乃取道长沙，泛洞庭，涉江汉，当武昌之南，溯流而西，至樊城，弃舟登车，揽许昌之遗迹，登大梁之故墟，慨然发怀古之思。及渡河，则桑梓④在望，故里非遥⑤，将涉滹沱⑥，猝与贼遇，遽折而东，旅寓于丰宁之间。盖纡回六千里，驰驱五阅月，而迄未得归也。甲寅秋，烽烟稍靖，始得展祖宗之邱墓，安先君子于窀穸⑦。十年游子，重返敝庐，闾里故人，半归零落，追念畴昔⑧，喟然兴叹。居数月，复以公事牵率，买舟南下，因得谒孟英于武林，握手言欢，历叙契阔⑨。而孟英业益精，学益邃，涵养深醇，粹然见于面目。余以行迫，未得深谈，惘惘而别。已而孟英来答拜，舆夫⑩负巨簏⑪置舟中，则孟英所赠书也。舟行正苦岑寂，得此奇编，如亲良友，遂次第读之，中得一编，题曰《潜斋丛书》，急阅之⑫，盖孟英数年所搜辑言医之书也。或表著前徽⑬，或独撷心得，或采摭奇方如《肘后》，或区别品汇如《图经》。匡坐⑭篷窗间⑮，回环雒诵⑯，奇情妙绪，层见叠出，满

---

① 昕（xīn 欣）夕：朝暮，谓终日。

② 鹿鹿簿书：指案牍忙碌。鹿鹿，忙碌。

③ 在籍弃养：崇文书局本作"捐馆舍"。弃养，父母去世的婉称，与"捐馆舍"义同。

④ 桑梓：桑木与梓木。本为古代家宅旁常栽的树木，后用作故乡的代称。

⑤ 遥：崇文书局本此下有"载驰载驱"四字。

⑥ 滹（hū 呼）沱：即滹沱河，在今河北省西部。崇文书局本、中医书局本此下有"乃"字。

⑦ 窀穸（zhūnxī 谆夕）：墓穴。

⑧ 畴昔：往昔。

⑨ 契（qì 气）阔：犹言隔远久别。

⑩ 舆（yú 于）夫：车夫也。

⑪ 簏（lù 鹿）：以竹编成的高筐。

⑫ 急阅之：崇文书局本、中医书局本均无此三字。

⑬ 前徽：从前美好的东西。徽，美好。

⑭ 匡坐：端坐，正坐。匡，方正，端正。

⑮ 间：崇文书局本无此字。

⑯ 雒（luò 洛）诵：反复诵读。

纸灵光，与严陵山色竞秀争奇。噫！技至此乎！夫士君子能成不朽之盛业，而为斯民所讬命者，其精神必强固，其志虑必专一，其学问必博洽，其蕴蓄必深厚，而天又必假以宽闲之岁月以成其志。孟英怀才抱奇，隐居不仕，而肆力于医，故所造如此，岂偶然哉？余行抵玉山，遇贼不能前，仍返武林，就孟英居焉。晨夕过从，相得甚欢，因并读其《温热经纬》。经纬者，盖以轩岐仲景为经，叶薛诸家为纬，体例一仍《霍乱论》之旧，而理益粹，论益详，其言则前人之言也，而其意则非前人所及也。余于此事怀之数年，莫能措手，孟英已奋笔而成此书，洋洋洒洒，数十万言，无一枝字蔓语①羼杂其间，是何才之奇，而识之精耶！异日由此例而推之各杂证，力辟榛芜②，独开异境，为斯道集大成，洵千秋快事哉！余于孟英之学，无能望其项背，而孟英谬引为知己，殆所谓形骸之外别有神契者耶？因备述颠末③于简端，以志交谊之雅云。

　　　　咸丰五年岁次乙卯端阳前三日定州杨照藜叙④

---

①枝字蔓语：杂乱无关的文字。枝蔓，芜杂无用之物。
②榛芜：草木丛杂，引申为草野或愚昧。
③颠末：犹始末、本末。
④叙：崇文书局本作"序"。

赞①

  温热一证，庸手妄为治疗，夭札多矣。梦隐怜之而作此书，俾学者得所遵循，生平著述等身，当以此书称首，真宝书也。其友乌程汪曰桢读而善之，因为之赞曰：活人妙术，司命良箴。不偏不易，宜古宜今。千狐之裘，百衲②之琴，轩岐可作，其鉴此心。

同治二年癸亥二月朔书于上海旅次

---

  ① 赞：此标题原无，据中医书局本补。

  ② 百衲（nà 纳）：用零星材料集成一套完整的东西。

自序①

　　《内经》云：天有四时五行，以生长收藏，以生寒暑燥湿风。夫此五气，原以化生万物，而人或感之为病者，非天气有偶偏，即人气有未和也。《难经》云：伤寒有五：有中风，有伤寒，有湿温，有热病，有温病。此五气感人，古人皆谓之伤寒。故仲圣著论亦以伤寒统之，而条分中风、伤寒、温病、湿、暍五者之证治，与《内经》《难经》渊源一辙，法虽未尽，名已备焉。《阴符经》云：天有五贼，见之者昌。后贤不见，遂至议论愈多，至理愈晦。或以伤寒为温热，或以温热为伤寒，或并疫于风温，或并风温于疫，或不知有伏气为病，或不知有外感之温。甚至并暑暍二字而不识，良可慨已！我曾王父②《随笔》中首为剖论，兹雄不揣愚昧，以轩岐仲景之文为经，叶薛诸家之辩为纬，纂为《温热经纬》五卷。其中注释择昔贤之善者而从之，间附管窥，必加"雄按"二字以别之，俾读者先将温、暑、湿、热诸病名了然于胸中，然后博览群书，庶不为其所眩惑，而知所取舍矣。非敢妄逞意见，欲盖前贤，用质③通方④，毋嗤荒陋。

咸丰二年壬子春二月海宁王士雄书于潜斋

---

① 自序：崇文书局本无此二字。

② 曾王父：即曾祖父。

③ 质：评断。

④ 通方：谓通达道术。

目 录

卷五

┃卷一┃

海宁王士雄孟英　纂
定州杨照藜素园　评
乌程汪曰桢谢城　参
仁和沈宗淦辛甫

《内经》伏气温热篇

《素问·生气通天论》曰：冬伤于寒，春必病温①。

张仲景曰：冬时严寒，万类深藏，君子固密，则不伤于寒。雄按：伤而即病者为伤寒，不即病者为温热。

章虚谷曰：冬寒伏于少阴，郁而化热，乘春阳上升而外发者为实证。

《金匮真言论》曰：夫精者，身之本也。故藏于精者，春不病温。

王启元曰：精气伏藏，则阳不妄升，故春无温病。

尤拙吾曰：冬伤于寒者，春月温病之由；而冬不藏精者，又冬时受寒之源也。

吴鞠通曰：不藏精非专主房劳说，一切人事之能动摇其精者皆是。即冬时天气应寒而阳不潜藏，如春日之发泄，甚至桃李反花之类亦是也。

章虚谷曰：经论温病，有内伏而发外者，有外感随时而成者。其由内伏发外者，又有虚实二证，上条为实证，此条为虚证也。

《热论篇》曰：凡病伤寒而成温者，先夏至日者为病温，后夏至日者为病暑。暑当与汗出勿止。

---

① 病温：原作"温病"，据崇文书局本、中医书局本及《黄帝内经素问》乙转。

王启元曰：此以热之微甚为义也。阳热未盛故曰温，阳热大盛故曰暑。

杨上善曰：冬伤于寒，轻者夏至以前发为温病，重者夏至以后发为暑病。

林观子曰：少阴真气既亏，邪必深入，郁久化热，自内而出。《伤寒序例》云：暑病者，热极重于温。是暑病者，其实热病也。

沈尧封曰：伤寒有五，热病乃其一耳，余论俱散失矣。

章虚谷曰：此言凡病伤寒，则不独指冬时之寒也。盖寒邪化热，随时皆有也。

雄按：《脉要精微论》曰：彼春之暖，为夏之暑，夫暖即温也，热之渐也。然夏未至则不热，故病发犹曰温。其首先犯肺者，乃外感温邪。若夏至后则渐热，故病发名曰暑。盖六月节曰小暑，六月中曰大暑，与冬至后之小寒、大寒相对待，是病暑即病热也。乃仲圣以夏月外感热病名曰暍者，别于伏气之热病而言也。《说文》云：暍，伤暑也。《汉书·武帝纪》云：夏大旱，民多暍死。故暑也，热也，暍也，皆夏令一气之名也。后人不察，妄腾口说，甚至讲太极，推先天，非不辩也，其实与病情无涉，而于医理反混淆也。

淦按：此言其常也，然春时亦有热病，夏日亦有温病。温，热之轻者也；热，温之重者也，故古人往往互称。

《刺热篇》曰：肝热病者，小便先黄，腹痛多卧，身热，热争则狂言及惊，胁满痛，手足躁，不得安卧。庚辛甚，甲乙大汗，气逆则庚辛日死。刺足厥阴、少阳。其逆则头痛员员[①]，脉引冲头也。

吴鞠通曰：肝病小便先黄者，肝脉络阴器，又肝主疏泄，肝病则失其疏泄之职，故小便先黄也。腹痛多卧，木病克脾土也；热争，邪热盛而与正气相争也；狂言及惊，手厥阴心包病也。两厥阴同气，热争则手厥阴亦病也；胁满痛，肝脉行身之两旁胁，其要路也；手足躁不得安卧，肝主风，风淫四末，又木病克土，脾主四肢，木病热必吸少阴肾中真阴，阴伤

---

① 员员：眩晕貌。

故骚扰不得安卧也。庚辛金日，克木故甚，甲乙肝木旺时，故汗出而愈。气逆，谓病重而不顺，其可愈之理，故逢其不胜之日而死也。厥阴、少阳并刺者，病在脏，兼泻其腑也。逆则头痛以下，肝主升，病极而上升之故。自庚辛日甚以下之理，余脏仿此。

心热病者，先不乐，数日乃热。热争则卒心痛，烦闷善呕，头痛面赤，无汗。壬癸甚，丙丁大汗，气逆则壬癸死。刺手少阴、太阳。

吴鞠通曰：心病先不乐者，心包名膻中，居心下，代君用事，经谓膻中为臣使之官，喜乐出焉，心病故不乐也；卒心痛，凡实痛皆邪正相争，热争故卒然心痛也；烦闷，心主火故烦，膻中气不舒故闷；呕，肝病也，木火同气，热甚而肝病亦见也，且邪居膈上，多善呕也；头痛，火升也；面赤，火色也；无汗，汗为心液，热闭液干，汗不得通也。

章虚谷曰：人身生阳之气根于肾脏，始发于肝木，木生火，火生土，土生金，金生水，水又生木，如是生生不息，则安和无患也。邪伏血气之中，必随生阳之气而动，动甚则病发。然其发也，随气所注而无定处，故《难经》言：温病之脉，行在诸经，不知何经之动也。如仲景所论，或发于阴经，或发于阳经，正合《难经》之言也。今《内经》按生气之序，首列肝，次以心、脾、肺、肾，以明邪随生气而动，其于不定之中，自有一定之理，足以印证《难经》、仲景之言。而轩岐、越人、仲景之一脉相承，更可见矣。

脾热病者，先头重，颊痛烦心，颜青欲呕，身热，热争则腰痛不可用俯仰，腹满泄而颔痛。甲乙甚，戊己大汗，气逆则甲乙死。刺足太阴、阳明。

吴鞠通曰：脾病头先重者，脾属湿土，性重，经谓湿之中人也，首如裹，故脾病头先重也；颊，少阳部也。土之与木，此负则彼胜，土病而木病亦见也；烦心，脾脉注心也；颜青欲呕，亦木病也；腰痛不可用俯仰，脾病则胃不能独治，阳明主约束而利机关，故痛而至于不可俯仰也；腹满泄，脾经本病；颔痛，亦木病也。

肺热病者，先淅然厥，起毫毛，恶风寒，舌上黄，身热，热争则喘咳，痛走胸膺背，不得太息，头痛不堪，汗出而寒。丙丁甚，庚辛大汗，气逆则丙丁死。刺手太阴、阳明，出血如大豆立已。

吴鞠通曰：肺病先恶风寒者，肺主气，又主皮毛。肺病则气膹郁，不得捍卫皮毛也；舌上黄者，肺气不化，则湿热聚而为黄苔也；章虚谷曰：若外邪初感而非内热，其苔必白。喘气，郁极也；咳，火克金也；胸膺背之腑也，皆天气主之，肺主天气，肺气郁极故痛也，走者，不定之词；不得太息，热闭肺脏也；头痛不堪，亦天气膹郁，热不得泄，直上冲脑也；郁热而腠开汗出，其热暂泄则寒也。略参章氏。

肾热病者，先腰痛胻①酸，苦渴数饮，身热，热争则项痛而强，胻寒且酸，足下热，不欲言。其逆则项痛员员澹澹②然。戊己甚，壬癸大汗，气逆则戊己死。刺足少阴、太阳。

吴鞠通曰：肾病腰先痛者，腰为肾之府，又肾脉贯脊，会于督之长强穴。胻，肾脉入跟中，以上腨内，太阳之脉，亦下贯腨内，腨即胻也；酸，热铄液也。苦渴数饮，肾主五液而恶燥，病热则液伤而燥，故苦渴而饮水求救也；项，太阳之脉从颠入络脑，还出别项下，肾病至于热争，脏病甚而移之腑，故项痛而强也；胻寒，热极为寒也；足下热，肾脉从小指之下，邪趋足心涌泉穴，病甚而热也。不欲言，有无可奈何之苦也；邪气上逆则项更痛，员员澹澹，一身不能自主，难以形状③之病也。略参章氏。

肝热病者，左颊先赤；心热病者，颜先赤；脾热病者，鼻先赤；肺热病者，右颊先赤；肾热病者，颐先赤。病虽未发，见赤色者刺之，名曰治未病。

章虚谷曰：此更详五脏热邪未发，而必先见于色之可辨也。左颊、颜、鼻、右颊、颐，是肝、心、脾、肺、肾脏之气应于面之部位也。病虽未发，其色先见，可见邪本伏于气血之中，随气血流行而不觉，更可印证《难经》所云：温病之脉，行在诸经，不知何经之动也。故其发也，必随生气而动。而④先见色于面，良工望而知其邪动之处，乘其始动即刺而泄

---

① 胻（héng 衡）：足胫。
② 员员澹澹："员员"与"澹澹"为同义连用，此处指头晕的症状。
③ 状：崇文书局本、中医书局本均作"容"。
④ 而：崇文书局本、中医书局本均作"则"。

之，使邪势杀而病自轻，即《难经》所云：随其经之所在而取之者，是为上工治未病也。用药之法，亦可类推矣。

治诸热病，以饮之寒水，乃刺之，必寒衣之，居此寒处，身寒而止。

章虚谷曰：以其久伏之邪，热从内发，故治之必先饮寒水，从里逐热，然后刺之，从外而泄，再衣以寒，居处以寒，身寒热除而后止。

雄按：今人不读《内经》，虽温热暑疫诸病，一概治同伤寒，禁其凉饮，厚其衣被，闭其户牖，因而致殂者，我见实多。然饮冷亦须有节，过度则有停饮、肿满、呕利等患。更有愈后手指足缝出水，速投米仁三两，茯苓三两，白术一两，车前五两①，桂心一钱，名驱湿保脱汤，连服十剂，可免脚趾脱落。此即谚所谓脱脚伤寒也，亦不可不知。若饮冷虽多，而汗出亦多，必无后患。

太阳之脉，色荣颧骨，热病也，荣未交，曰今且得汗，待时而已。与厥阴脉争见者，死期不过三日，其热病内连肾。

章虚谷曰：此明外感与伏邪互病之证也，与《热论篇》之两感同中有异。彼则内外同时受邪，内外俱病，故不免于死；此则外感先发，伏邪后发者可生，若同发则死期不过三日也。云太阳之脉者，邪受太阳经脉，即一日巨阳受之，头项痛，腰脊强者是也。色荣颧骨者，鲜荣色赤见于颧骨也。盖颧者骨之本，骨者肾所生，肾脏伏热之邪已动，循荣血见色于颧也；荣未交，今且得汗，待时而已者，言太阳经脉外受之邪，与荣血中伏热之邪尚未相交，今且使其得汗先解外邪，所谓未满三日可汗之是也。其内伏之邪后发，待脏气旺时可已，如肾热病待壬癸日得大汗而已也。又如所云见赤色者刺之，名治未病亦可也。倘与厥阴经脉病证争见，则肾肝皆有邪热内发，其势必与太阳外邪连合而不可解，故比之两感，死期更速，不过三日也。盖两感病起于经，必待胃气尽六日方死。此则其热病内连肾脏，本元即绝，故死速也。

少阳之脉，色荣颊前，热病也，荣未交，曰今且得汗，待时而已。与少阴脉争见者，死期不过三日。

---

① 两：崇文书局本、中医书局本均作"钱"。

章虚谷曰：上言肝热病者，左颊先赤，肝为厥阴，胆为少阳，相表里者也。外邪受于少阳经脉，而肝脏伏热之色荣于颊前。若外内之邪尚未相交，今且使其得汗以解外，其内发之热，可待脏气旺时而已。若与少阴经脉病证争现，则肝连肾热，而内外邪势必交合难解，死期不过三日也。大抵外内之邪，发有先后，而不交合尚可解救。故要紧在荣未交一句。下文病名阴阳交，亦即荣已交之义也。经文止举太阳、少阳两证，不及阳明、太阴合病者，余窃度之，以阳明之腑可用攻泻之法，不至必死，非同太阳、少阳、厥阴，其邪连合而无出路，则必死也。

《评热病论篇》①：帝曰：有病温者，汗出辄复热，而脉躁疾，不为汗衰，狂言，不能食，病名为何？岐伯曰：名阴阳交，交者死也。

叶香岩曰：交者，阴液外泄，阳邪内陷也。

尤拙吾曰：交，非交通之谓，乃错乱之谓也。阴阳错乱而不可复理，攻其阴则阳捍之不得入，攻其阳则阴持之不得通，故曰交者死也。郭氏谓即是两感病，然两感是阴阳齐病，而非阴阳交病也。

章虚谷曰：阴阳之气本来相交而相生者，今因邪势弥漫，外感阳分之邪与内发阴分之邪交合为一，而本元正气绝矣，故病名阴阳交，交者死，非阴阳正气之相交也。下文明其所以然之理。

人之所以汗出者，皆生于谷，谷生于精。今邪气交争于骨肉而得汗者，是邪却而精胜也。精胜则当能食而不复热，复热者，邪气也；汗出者，精气也。今汗出而辄复热，是邪胜也；不能食者，精无俾也；病而留者，其寿可立而倾也。且夫《热论》曰：汗出而脉尚躁盛者死。今脉不与汗相应，此不胜其病也，其死明矣。狂言者是失志，失志者死。今见三死不见一生，虽愈，必死也。

章虚谷曰：汗生于谷，谷生于精者，谓由本元精气化水谷以生津液，发而为汗，邪随汗泄，则邪却而精胜也。精气胜则当能食，以化水谷，其邪已泄则不复热矣。乃复热者，邪气未去也。其所出之汗，精气徒泄也。故汗出而辄复热，是精却而邪胜也。所以不能食，精无俾也。俾者倚藉之

---

① 评热病论篇：原作"评热病篇"，据《黄帝内经素问》改。

谓。其病虽留连，其寿可立待^①而倾也。古论云：汗出而脉躁盛者死，正谓其精却而邪不去也。若邪去而精气存，脉必静矣。今脉与汗不相应，则精气不胜邪气也，其死明矣。且狂言是失志，失志者死，一也；汗出复热，精却邪胜，二也；汗与脉不相应，三也。今见三死证不见一生证，虽似愈必死也。

雄按：温证误作伤寒治，而妄发其汗^②，多有此候。

汪按：此条为温证不可妄表之训，梦隐一语可谓要言不烦。盖温病误表，纵不成死候，亦必不易愈矣。麻黄、桂枝人犹胆馁^③，最误人^④者，陶^⑤节庵之柴葛解肌汤也。

《阳明脉解篇》曰：足阳明之脉病，恶人与火，闻木音则惕然而惊，钟鼓不为动。闻木音而惊，何也？岐伯曰：阳明者，胃脉也，胃者，土也，故闻木音而惊者，土恶木也。帝曰：其恶火何也？岐伯曰：阳明主肉，其脉血气盛，邪客之则热，热甚则恶火。帝曰：其恶人何也？岐伯曰：阳明厥则喘而惋^⑥，惋则恶人。

章虚谷曰：土被邪困，更畏木克，故闻木音而惊也。钟鼓之音属金，土故不为动也。热甚故恶火，仲景所云不恶寒反恶热也。邪结而气厥逆则喘而惋，惋者懊憹，故恶人也。

帝曰：或喘而死者，或喘而生者，何也？岐伯曰：厥逆连脏则死，连经则生。

章虚谷曰：邪结在腑则气阻而喘，不能循经达于四肢，而又厥逆，盖四肢禀气于脾胃也。邪内入则连脏，故死；外出则连经，故生。

帝曰：病甚则弃衣而走，登高而歌，或至不食数日，逾垣上屋，所上之处，皆非其素所能也。病^⑦反能者，何也？岐伯曰：四肢者，诸阳之本

---

① 待：崇文书局本、中医书局本均无此字。

② 汗：崇文书局本、中医书局本此下均有"者"字。

③ 馁：崇文书局本、中医书局本此下均有"其"字。

④ 误人：崇文书局本、中医书局本均作"可恶"。

⑤ 陶：崇文书局本、中医书局本均无此字。

⑥ 惋（wǎn 晚）：内热。

⑦ 病：原作"而"，据崇文书局本、中医书局本、《黄帝内经素问》改。

也。阳盛则四肢实，实则能登高也。帝曰：其弃衣而走者何也？岐伯曰：热盛于身，故弃衣欲走也。帝曰：其妄言骂詈，不避亲疏，而不欲食，不欲食故妄走也。

章虚谷曰：四肢禀气于脾胃，胃为脏腑之海，而阳明行气于三阳，故四肢为诸阳之本也。邪盛于胃，气实于四肢，则能登高也；热盛于身，故弃衣欲走；邪乱神明，怒气冲动，故妄言骂詈；胃中邪实，不欲饮食；四肢多力，则妄走也，是大承气汤之证。其邪连经，脉必滑大，下之可生；其邪连脏，脉必沉细。仲景云：阳病见阴脉者死，则虽有下证，不可用下法矣。

雄按：温证误投热药补剂，亦有此候。经证亦有，可用白虎汤者。沉细之脉，亦有因热邪闭塞使然。形证实者，下之可生，未可概以阴脉见而断其必死。凡热邪壅遏，脉多细软迟涩，按证清解，自形滑数，不比内伤病服凉药而脉加数者为虚也。

汪按：大承气证，仲圣谓脉弦者生，涩者死。洄溪则云弦则尚有可生之机，未必尽生；涩则断无不死者也。余所见滑大者，固下之不必顾忌，亦有弦而兼涩，下之而愈者。若大汗淋漓者，可用白虎也。

《生气通天论》曰：因于暑，汗，烦则喘喝，静则多言。

吴鞠通曰：暑为火邪，与心同气，心受邪迫，汗出而烦。烦从火从页，谓心气不安，而面若火铄也。喘喝者，火克金故喘；遏郁胸中清廓之气，故欲喝而伸之。其或邪不外张而内藏于心则静。心主言，暑邪在心，虽静亦欲自言不休也。略参拙意。

《刺志论》曰：气盛身寒，得之伤寒。气虚身热，得之伤暑。

林观子曰：虽云身寒，实指身发热言也。要以意得之。雄按：虽发热而仍恶寒，不似伤暑之恶热，故曰身寒。

吴鞠通曰：此伤寒、暑之辨也，经语分明如此，奈何世人悉以治寒法治温暑哉！

雄按：不但寒伤形，暑伤气截然分明，而寒为阴邪，虽有红炉暖阁，羔酒狐裘，而患火病者，不可谓寒是阳邪，寒必兼火也。暑为阳邪，虽有袭凉饮冷，夹杂阴寒之证，亦人事之兼伤，非天气之本然也。亦如水火之不相射。经云：天寒地冻，天暑地热。又云：阴阳之升降，寒暑彰其兆。理极明显，奈后贤道在迩而求诸远，遂不觉其立言之失，而用药之非也。

淦按：云得之者，推原受病之始，分清证因也。伤寒、伤暑为《内经》两大纲，是从对待说。若春伤于风，夏生飧泄云云，则从四序说。喻氏于《内经》中又补伤燥，可见诸气感人皆能为病，先圣后贤论极昭析，何今人治感不论何证，但以伤寒药治之，而不知有温、暑、燥、湿之病，陋矣！

《热论篇》：帝曰：热病已愈，时有所遗者，何也？岐伯曰：诸病遗者，热甚而强食之，故有所遗也。若此者，皆病已衰，而热有所藏，因其谷气相薄，两热相合，故有所遗也。帝曰：治遗奈何？岐伯曰：视其虚实，调其逆从，可使必已也。帝曰：病热当①何禁之？岐伯曰：病热少愈，食肉则复，多食则遗，此其禁也。

叶香岩曰：因食复、劳复、女劳复而发汗，必致亡阳而死。

章虚谷曰：此言病初愈，余热留藏于经络血气中而未净，因食助气，则两热相合而复炽，故食肉病必复发。多食谷则邪遗留，必淹缠难愈，故当戒口，清淡稀粥渐为调养也。

《论疾诊尺篇》曰：尺肤热甚，脉盛躁者，病温也。其脉盛而滑者，病且出也。

吴鞠通曰：经之辨温病，分明如是，何世人悉谓伤寒，而悉以伤寒足三阴经温法治之哉？张会卿作《类经》，割裂经文，蒙混成章，由未细心绌绎②也。尺肤热甚，火铄精也。脉盛躁，精被火煎沸也。脉盛而滑，邪机向外也。此节以下，诊温病之法。

《平人气象论》曰：人一呼脉三动，一吸脉三动而躁。尺热曰病温，尺不热脉滑曰病风，脉涩曰痹。

吴鞠通曰：呼吸俱三动，是六七至脉矣。而气象又急躁，若尺部肌肤热，则为病温。盖温病必伤金水二脏之津液，尺之脉属肾，尺之穴属肺也，此处肌肉热，故知为病温。其不热而脉兼滑者，则为病风。风之伤人

---

① 当：原作"常"，据崇文书局本、中医书局本、《黄帝内经素问》改。

② 绌绎（chōuyì 抽译）：引出端绪，整理出头绪，引申为阐述。

也，阳先受之，尺为阴，故不热也。如脉动躁而兼涩，是气有余而血不足，病则为痹矣。

《玉版论要》曰：病温，虚甚死。

吴鞠通曰：病温之人，精血虚甚，则无阴以胜温热，故死。

《热病篇》曰：热病三日而气口静，人迎躁者，取之诸阳五十九刺，以泻其热而出其汗，实其阴以补其不足者。

吴鞠通曰：人迎躁，邪在上焦，故取之诸阳以泄其阳邪，阳气通则汗随之。实其阴以补其不足者，阳盛则阴衰，泻阳则阴得安其位，故曰实其阴。泻阳之有余，即所以补阴之不足，故曰补其不足也。雄按：用药之道亦如此。

又曰：实其阴以补其不足，此一句实治温热之吃紧大纲。盖热病未有不耗阴者，其耗之未尽则生，尽则阳无留恋，必脱而死也。真能体味斯言，思过半矣。雄按：耗之未尽者，尚有一线之生机可望，若耗尽而阴竭，如旱苗之根已枯矣，沛然下雨，亦曷济也①！

汪按：叶氏必以保津液为要，细考经文，此条可知其理，奈何恣用升提温燥，重伤其津耶？

身热甚，阴阳皆静者，勿刺也。其可刺者，急取之，不汗出则泄。所谓勿刺者，有死征也。

吴鞠通曰：阳证阴脉，故曰勿刺。

热病七日八日，动喘而弦者，急刺之，汗且自出，浅刺手大指间。

吴鞠通曰：喘为肺气实，弦为风火鼓荡，故浅刺手大指间以泄肺热。肺之热痹开则汗出。大指间，肺之少商穴也。

热病七日八日，脉微小，病者溲血，口中干，一日半而死；脉代者，一日死。

吴鞠通曰：邪气深入下焦，逼血从小便出，故溲血；肾精告竭，阴液不得上潮，故口中干；脉至微小，不惟阴精竭，阳气亦从而竭矣，死象自明。倘脉实者可治。

---

① 也：崇文书局本、中医书局本均作"耶"。

热病已得汗出，而脉尚躁，喘且复热，勿刺肤，喘甚者死。

吴鞠通曰：热不为汗衰，金受火克，喘而化源欲绝，故死。然间有可治者。

热病不知所痛，耳聋不能自收，口干，阳热甚，阴颇有寒者，热在骨髓，死不可治。

吴鞠通曰：不知所痛，正衰不与邪争也；耳聋，阴伤精欲脱也；不能自收，正气急也；口干热甚，阳邪独盛也；阴颇有寒，热邪深入阴分。外虽似寒而热在骨髓也，故曰死不治。其有阴精未至涸竭者，间可侥幸得生。略参拙意。

热病已得汗而脉尚躁甚，此阴脉之极也，死。其得汗而脉静者生。

吴鞠通曰：汗后脉躁，阴虚之极，故曰死。然虽不可刺，能以甘凉药沃之得法，亦有得生者。

热病者，脉尚躁盛，而不得汗者，此阳脉之极也，死。脉盛躁，得汗静者生。

吴鞠通曰：脉躁无汗，阳盛之极，阳盛而至于极，阴无容留之地，故亦曰死。虽然较前阴阳俱静有差，此证犹可大剂急急救阴，亦有活者。即已得汗而阳脉躁甚[①]，邪强正弱，正尚能与邪争，若留得一分津液便有一分生理，贵在留之得法耳。至阴阳俱静，邪气深入下焦阴分，正无捍邪之意，直听邪之所为，不死何待！

热病不可刺者有九。

一曰：汗不出，大颧发赤，杨按：阴虚劳损，两颧必赤，可与此比类而观。哕者死。

雄按：汗不出，大颧赤，似属阳盛。哕者，呃忒也，肺胃之气不降杨按：此是实证，必颜赤，不仅两颧赤。则呃，呃而上逆也。治以轻清肃化之剂，病似可瘳，何以经文即断为不可刺之死候？殆谓热邪方炽，而肾阳欲匮，阳已无根，病深声哕之证欤？杨按：大颧属肾，发赤是伏藏之阳上脱也，加以哕则证与色合，顷刻而脱，故不治。则其哕必自下焦而升，病由冬不藏精所致，

---

① 甚：原作"其"，据崇文书局本、醉六堂本、中医书局本改。

更察其脉，亦必与上焦阳盛之病有别也。

二曰：泄而腹满甚者，死。

雄按：腹满者，当泄之，既泄而满甚，是邪尚踞而阴下脱，犹之乎热不为汗衰也，故死。又陈远公云：喘满、直视、谵语、下利一齐同见者，不治。若有一证未见者，或可望生。宜用人参、麦冬、白芍各一两，石膏五钱，竹茹三钱，名挽脱汤，欲脱未脱时亟服之，庶几可挽。

三曰：目不明，热不已者，死。

吴鞠通曰：目不明，精散而气脱也。经曰：精散视歧。又曰：气脱者，目不明。热犹未已，仍铄其精，而伤其气，不死得乎！

汪按：此目不明，乃《难经》① 所谓脱阴者目盲也。阴竭而热犹不②已，安得不死？

四曰：老人婴儿，热而腹满者，死。

雄按：腹满者宜泄之，老人、婴儿不任大泄，既不任泄，热无出路，老弱阴液不充之体，涸可立待，故曰死。

五曰：汗不出，呕，下血者，死。

雄按：汗不出，热内逼，上干清道以为呕，迫铄于营而下血，阴液两夺，是为死征。

六曰：舌烂，热不已者，死。

吴鞠通曰：阳邪深入，则一阴一阳之火结于血分，肾水不得上济，故舌本烂。热退犹可生，热仍不止，故曰死也。

汪按：此舌烂，乃由肾中虚阳，故断为死候。与肺胃热炽，大热，口舌糜腐者大异。

七曰：咳而衄，汗不出，出不至足者，死。

吴鞠通曰：咳而衄，邪闭肺络，上行清道，汗出邪泄可生，不然则化源绝矣。

雄按：汗出不至足者，肺气不能下及，亦是化源欲绝之征也。

八曰：髓热者死。

---

① 难经：崇文书局本、中医书局本均无此二字。
② 不：崇文书局本、中医书局本均作"未"。

九曰：热而痉者死。腰折瘛疭，齿噤龂^①也。

吴鞠通曰：髓热者，邪入至深，至于肾部也；热而痉，邪入至深，至于肝部也。此节历叙热病之死征。以禁人之刺，为刺则必死也。然刺固不可，亦有可药而愈者，盖刺法能泄能通，开热邪之闭结最速，至于益阴以存津，杨云：二语乃治温要领。实刺法之所短，而汤药之所长也。

汪按：统观死候九条，大抵由于阴竭者为多，吴氏语破的。

---

① 龂（xiè 械）：牙齿相摩切。

|卷二|

海宁王士雄孟英　纂

定州杨照藜素园　评

乌程汪曰桢谢城　参

钱塘顾俊听泉

仲景伏气温病篇

《伤寒论》：师曰：伏气之病，以意候之，今月之内，欲有伏气，假令旧有伏气，当须脉之。若脉微弱者，当喉中痛似伤，非喉痹也。病人云：实咽中痛。虽尔，今复欲下利。

张路玉曰：冬月感寒，伏藏于经，至春当发，故曰以意候之。今月之内，言春分候也。若脉微弱者，其人真元素亏，必不发于阳而发于阴，以少阴之脉循喉咙，伏邪始发，热必上升，故必喉中痛似伤。肾司开阖，经①之热邪不能外发，势必内攻，其后下利也。

章虚谷曰：此条仲景教人辨冬伏寒邪春发之温病，当以心意测候之也。如今月之内，欲有发伏气之病者，必无其气而有其病，病与时气不合，即知其病因旧有伏气而发。假令旧有伏气者，须审其脉，知其邪从何处而出也。若脉微弱，知其邪虽化热，未离少阴，循经脉而上灼，当喉中痛似伤者，却非外邪入内之喉痹，是内热欲出之喉痛也。何也？若春时外感风邪②，脉浮而弦数，先见发热恶寒之外证，今脉微弱，则非外感，而

---

① 经：原作"阴邪"，据崇文书局本、中医书局本改。

② 邪：崇文书局本、中医书局本此下均有"则"字。

反喉痛，则确知为内发之伏热，是无其气而有其病也。伏热上行，不得外散，势必又从下走，故曰实咽中痛。虽尔，今复欲下利也。然亦有兼外感者，即审其脉证，皆可照此辨之也①。观仲景标中风、伤寒、暑热等病之脉，与《难经》同，惟《难经》言温病之脉，行在诸经，不知何经之动也，各随其经所在而取之。是言温病初由伏邪，随气血流行在诸经中，及其邪之发也，不知从何经而动，既发之后，各随其邪所在之经而治之，其发无定处，故无一定之脉象可示也。今仲景又教人审脉以辨邪发之经，如脉微弱即知其邪未离少阴，必当有咽痛、下利等证，正与《难经》互相发明者也。故知下文云②邪出三阳，热势大盛，其脉浮大上关上，则是脉随证变，证随脉见。其发也，既无定处，则无定证，既无定证，则无定脉，故《难经》不标脉象也。由是观之，其与外感之邪而有定证、定脉者迥不同矣，故仲景与《难经》无异也。

少阴病脉微细，但欲寐也。二三日，咽痛者，可与甘草汤〔一〕。不瘥者，与桔梗汤〔二〕。

张路玉曰：阴邪为病，其发必暴，所以伏气发于少阴，必咽痛，仲景遂以缓法治之。甘草味甘，其性最缓，因取以治少阴伏气发温之最急者。盖甘先入脾，脾缓则阴火之势亦缓，且生用力能泻火，故不兼别味，独用以取专功也。设不瘥，必是伏邪所发势盛，缓不足以济急，更加桔梗升载其邪，使发于阳分之阴邪尽从阳分而散，不致仍复下陷入于阴分也。倘治稍失宜，阴津为热邪所耗，即用祛热救阴之药，恐无及也。

叶香岩曰：春夏温热之病，必自内而及外。汪按：此专指伏气之病。

尤拙吾曰：少阴为阴，寒邪亦为阴，以阴遇阴，故得藏而不发，是以伤寒之邪自太阳递入三阴，温病之邪自少阴传出三阳。

章虚谷曰：风寒外闭少阴而咽痛者，仲景用半夏散，辛温开泄之法矣。此少阴伏热内发，循经上灼而咽痛，虽不合用辛温开泄，亦不可用凉药以遏其外出之势，故用甘草甘平③和中，导邪外达，如不瘥，更加桔梗

---

① 也：崇文书局本、中医书局本均作"矣"。
② 云：崇文书局本、中医书局本均作"之"。
③ 平：原作"草"，据中医书局本改。

上通其气，杨云：据此则桔梗分两宜轻。盖火郁不得外出故痛，通其气使火外达则痛自止矣。伤寒之邪自表入里，故先太阳而后至少阴；温病之邪自里出表，故先少阴而后出太阳。历来不辨源流，故各条次序亦紊，而伤寒、温病搀混不清也。

淦按：伏气为病，皆自内而之外，不止春温一病，盖四时之气皆有伏久而发者，不可不知也。

少阴病，下利咽痛，胸满心烦者，猪肤汤〔三〕主之。

张路玉曰：下利咽痛，胸满心烦，少阴之伏邪虽发阴经，实为热证，邪热充斥，上下中间无所不到，寒下之药不可用矣。又立猪肤汤以润少阴之燥，与用黑驴皮之意颇同。阳微者用附子温经，阴竭者用猪肤润燥，同具散邪之意，比而观之，思过半矣。

少阴病得之二三日以上，心中烦，不得卧，黄连阿胶汤〔四〕主之。

周禹载曰：伏邪未发，津液先已暗耗，今得之二三日以上，虽阴火不升，未见咽痛等证，而心烦不得卧，已知阴液消耗，故以芩、连祛热，胶、芍滋阴，两得之矣。

少阴病，下利六七日，咳而呕，渴，心烦不得眠者，猪苓汤〔五〕主之。杨云：此当兼有停饮，故方治如此。

章虚谷曰：此不咽痛，其邪由肺直走肠胃而下利六七日不止，因而热从下陷[1]，不得外透[2]，故逆于肺则咳而呕，乘心则烦渴不得眠，以心肺皆通少阴之脉故也。主以猪苓汤，利小便而滋阴，滋其阴则热随利去，利其小便则泻止，而烦渴亦解矣。

少阴病，得之二三日，口燥咽干者，急下之，宜大承气汤〔六〕。

张路玉曰：伏气之发于少阴，其势最急，与伤寒之传经热证不同。得病才二三日，即口燥咽干，延至五六日始下，必枯槁难为矣。故宜急下，以救肾水之燔灼也。按少阴急下三证，一属传经热邪亢极，一属热邪转入胃腑，一属温热发自少阴。皆刻不容缓之证，故当急救欲绝之肾水，与阳明急下三法，同源异派。

---

① 陷：崇文书局本、中医书局本均作"溜"。

② 透：崇文书局本、中医书局本均作"达"。

章虚谷曰：上五条皆邪不离少阴，其病之轻重变化，证之虚实不同，有如此者。况又传于他经，而其变证殆无穷尽。观仲景随证设方，辨别施治，其义理精微，有难言喻矣。

太阳病，发热而渴，不恶寒者，为温病。

郭白云曰：冬伤于寒，至春发为温病，冬不伤寒，而春自感风温之气而病者，亦谓之温。雄按：自感温病，仲圣未论，详于叶氏。列第三卷。

王安道曰：温病如此，则知热病亦如此，是则不渴而恶寒者，非温热病矣。温热病而有恶风、恶寒之证者，重有风寒新中也。

周禹载曰：温病由伏邪自内发出，一达于外，表里俱热，热势既壮，郁邪耗液，故①发而即渴。其表本无邪郁，内方喜寒，故不恶寒。延至三五日间，或腹满，或下利者，即此证也，与伤寒之先表后里者大异。然犹②系太阳，以未显他经之证，明自少阴发出为表里也。

叶香岩曰：发热而渴者温病，热邪自内达外。若误汗之祸不可言。

沈尧封曰：此条虽不言脉，以后条参之，其尺部必浮也。

章虚谷曰：温病之发而无定处，少阴之表为太阳，热邪从里出表，即有发热头痛之太阳病也；不恶寒，其非外感之邪可知；渴者，热从内发之证也。仲景恐人错认为太阳伤风寒，故特标是伏热内发之温病也。其少阴温病反不标者，因伏气条内已申明咽痛下利，为少阴初发之温病也。

雄按：汪谢城孝廉云：吴氏《温病条辨·上焦篇》首引《伤寒论》云③：太阳病，但恶热不恶寒而渴者，名曰温病，桂枝汤主之。今检《伤寒论》，却未见此数语，使此语真出仲景耶？亦当辨其简误。若系吴氏误记，尤不可不为之辩正。余谓非误记也，因喻氏尝云，仲景治温证，凡用表药皆以桂枝汤，以示微发于不发之意。尤在泾《读书记》云：此喻氏之臆说，非仲景之旧章。鞠通自问跳出伤寒圈子，而不觉已入嘉言套中，又不甘为人下，遂肆改原文，捏为圣训，以窃附于宫墙，而不自知其诬圣误世之罪，亦可慨已！

---

① 故：原作"而"，据崇文书局本、中医书局本改。
② 犹：崇文书局本、中医书局本均作"独"。
③ 云：崇文书局本、中医书局本均作"原文"。

汪按：鞠通发愤①著书，力辟升散温燥之弊，功已不细，然可议处尚多。梦隐此书去其瑕而存其瑜，乃鞠通之诤友也。

若发汗已身灼热者，名曰风温。风温为病，脉阴阳俱浮，自汗出，身重，多眠睡，鼻息必鼾，语言难出。若被下者，小便不利，直视失溲；若被火者，微发黄色，剧则如惊痫，时瘛疭；若火熏之，一逆尚引日，再逆促命期。

张隐庵曰：名曰温者，积寒成热而发也，宜辛凉发散，杨云：此语误矣，非治此证之法。条内无太阳病三字，是无表邪也，何必辛凉发散。微汗出而解。若误用辛温之药，发汗已，身反灼然热发②者，名曰风温。盖发汗则阴液外泄，风热之邪更甚，而身如烧灼也。脉阴阳俱浮者，风热之邪自里出表，故浮也；风热伤气，故汗出而身重多眠；杨云：此证最易出汗，故条中有自汗之文，不必以辛温误散而然也。肺气通于鼻而主皮毛，风热在表而睡息必鼾也；夫心主言，肺主声，肺热受伤，故语言难出。此因风热过甚，而阴气消沮，故为病如是焉。若被妄下，则愈亡阴液于后，而小便不利于前矣。津液伤则州都之官失守，不能约束而失溲矣。足太阳之脉入目系而出项，津液内亡则目系不能转而直视矣。若加以火攻，风火交炽，脾土转病，身必发黄。火攻之甚剧，则神志散越，如惊如痫，时瘛时疭矣。是以一逆尚可苟延时日，如再以火熏之，是再逆促命期矣。杨云：注家皆以此条承上文而来，故所注如此。其实上条乃温病提纲，此条并不与上条连贯也。汪按：杨评极精，然病名风温而脉浮，参以辛凉，未为过也。自汗固不必由于误表，然误表致成此候者亦有之。后文白虎加人参汤，石膏亦辛甘之味。

沈尧封曰：温热二病，古人往往互称，医者只须认定脉证，拟何方治，不必拘于名式。《难经》云：热病之脉，阴阳俱浮。本条云：风温为病，脉阴阳俱浮。两证脉相同也。三阳合病，但欲眠睡，身重难以转侧；本条身重多眠，两证病相似也。热病、合病，俱主以白虎汤［七］，则此条虽无主治，似可从白虎汤拟法。

章虚谷曰：太阳外感之邪，若发汗已，必热退身凉矣。今热邪从少

---

① 愤：崇文书局本、中医书局本均作"狠"。
② 热发：崇文书局本、中医书局本均作"发热"。

阴而发，既经外发，当清其热，乃误发其汗，反伤津气，助其邪势，故身更灼热，因而勾起其肝风，鼓荡其温邪，故名曰风温。其为病也，虚阳外浮，热邪漫溢，故脉阴阳俱浮；津液外泄，自汗不止；气乏神昏，则身重多眠睡；内风上鼓，而机窍窒塞，故鼻息必鼾，语言难出，其非外受风邪之证可见矣。若被下者，谓未经误汗，非谓汗后又下也。盖邪伏少阴，热灼水枯，咽干口燥，法当急下，此热已发出太阳，而少阴空虚，若下之，伤阴则小便不利，而直视失溲，则气亦脱矣。如被汗下而被火攻者，外火助内热熏蒸而发黄，剧则火邪扰心如惊痫，肝风炽盛而瘛疭，皆败坏之象也。若止火熏之，一逆尚可引日苟延，若既汗又下而再逆之，更促其命期也。

雄按：彼冬温、春温之先犯手太阴者，皆曰风温，乃吸受之温风也。此伏邪内发，误汗致逆者，亦曰风温，乃内动之虚风也。然风温在肺，只宜清解，若误以辛热之药汗之，亦有自汗多眠，鼻鼾难语之变，余治梁宜人一案可质也。案载《续编》。

淦按：鼻鼾是肺肾相关，子母同病；自汗出乃阴不内守，心液外越也。未必尽是少阴一经之证。

服桂枝汤大汗出后，大烦渴不解，脉洪大者，白虎加人参汤［八］主之。

张路玉曰：此本温热病，误认风伤卫服桂枝汤也。若风伤卫，服汤后必微汗而解矣。不知此本温热，误服桂枝汤，遂至脉洪大，大汗烦渴不解。若误用麻黄，必变如上条之危殆。盖桂枝治自外入之风邪，石膏治自内发之热邪，故白虎汤为热邪中暍之的方，专解内蒸之热，非治在经之热也。大汗伤津，故加人参以救液，则烦渴自解矣。

尤拙吾曰：温邪非发散可愈，即有表证，亦岂辛温可发？桂枝汤为伤寒表病而里和者设，温证邪从里发，而表且未病，误用桂枝，适足以助邪而耗液。盖伏寒化热，少阴之精已被劫夺，更用辛热，是绝其本而资之脱也。若曰少阴本寒标热，邪入其界，非温不散，然温病之发，寒已变热，其欲出之势，有不待引之而自出者，其不能出者，必皆阴精已涸者也，不然，宁有不出者耶？

雄按：先曾祖云：风寒为病，可以桂枝汤发汗而愈。若发汗而热反灼者，乃风温病，温即热之谓也。后人不为详玩，谓风温为汗后坏病，抑何固耶？夫病本热也，加以桂枝之辛热，故液为热迫而汗大出，液去则热愈灼，故大烦渴而脉洪大。连上条似论一证，主以白虎加人参，正《内经》风淫热淫，治以甘寒之旨也。又《医林改错》谓：发热有汗之证，从未见桂枝汤治愈一人。是亦温病也。

太阳与少阳合病，自下利者，与黄芩汤〔九〕；若呕者，黄芩加半夏生姜汤〔十〕主之。

张路玉曰：黄芩汤乃温病之主方，即桂枝汤以黄芩易桂枝而去生姜也。盖桂枝主在表风寒，黄芩主在里风热，不易之定法也。其生姜辛散，非温热所宜，故去之。温病始发，即当用黄芩汤去热为主。伤寒传至少阳，热邪渐次入里，方可用黄芩佐柴胡解之，此表里寒热之次第也。

周禹载曰：明言太少二阳，何不用二经药，非伤寒也。伤寒由表入里，此则自内发外，无表何以知太少二阳？或胁满，或头痛，或口苦引饮，或不恶寒而即热，故不得谓之表也。如伤寒合病，皆表病也，今不但无表，且有下利里证，伤寒协热利，必自传经而入，不若此之即利也。温何以即利？外发未久，内郁已深，其人中气本虚，岂能一时尽泄于外，势必下走作利矣。

雄按：少阳胆木，挟火披猖，呕是上冲，利由下迫，何必中虚始利，饮聚而呕乎？半夏、生姜专开饮结，如其热炽，宜易连、茹。杨云：此注精当，非前注所及。

三阳合病，脉浮大上关上，但欲眠睡，目合则汗。

周禹载曰：温气发出，乃至三阳皆病，其邪溷[1]实，不言可知，故其脉浮大也。意邪伏少阴时，则尺脉亦已大矣。今因由内发外，由下达上，而浮大见于关以上，故曰上关上也。邪虽上见阳位，少阴之源未靖，则欲眠尚显本证，而目合则汗，即为盗汗，又显少阳本证。何以独见少阳？因母虚子亦虚，而少阴邪火与少阳相火同升燔灼也。所以稍异热病者，但目

---

① 溷（hùn）：乱，杂。

合则汗，不似热病之大汗不止也。然何以不言太阳、阳明二经证？以浮为太阳经脉，大为阳明经脉也。

雄按：御纂《医宗金鉴·正误篇》云：浮大上之上字，当是弦字，始合三阳合病之脉。至治法，缪仲淳拟用百合一两，麦冬五钱，知母、瓜蒌根、白芍药各二钱，鳖甲三钱，炙甘草一钱，竹叶五十片。

杨云：此条与发汗已身灼热之风温，正是一串，初起为此病，汗后则为风温证。徐亚枝云：杨候尝语余曰：《伤寒论》当逐条分读，不必固求连缀次序，其意以洄溪《伤寒类方》，但当因证以论方，不必循经而论证为直截了当。盖逐条分读，则其间脉络贯通处自见，若泥次序求连缀，不免凿矣。及读此评，益服其读书另具只眼[①]。

《金匮》曰：温疟者，其脉如平，身无寒但热，骨节疼烦，时呕，白虎加桂枝汤［八十九］主之。

尤拙吾曰：此与《内经》论疟文不同，《内经》言其因，此详其脉与证也。瘅疟、温疟俱无寒但热，俱呕，而其因不同。瘅疟者，肺素有热，而加外感，为表寒里热之证，缘阴气内虚，不能与阳相争，故不作寒也；温疟者，邪气内藏少阴，至春夏而始发，为伏气外出之证，寒蓄久而变热，故亦不作寒也。脉如平者，病非外感，故脉如其平时也；骨节疼烦时呕者，热从少阴出外，舍于肾之所合，而上并于阳明也。白虎甘寒除热，桂枝则因势而达之耳。

雄按：喻氏谓仲景论疟，既云弦数者多热矣，而复申一义，曰弦数者风发。见多热不已，必至于极热，极热[②]则生风，风生则肝木侮土，而传其热于胃，坐耗津液，此非可徒求之药，须以饮食消息，止其炽热，即梨汁、蔗浆生津止渴之属，正《内经》风淫于内，治以甘寒之旨也。

---

① 眼：崇文书局本、中医书局本此下均有"不觉首之至地矣"七字。

② 极热：崇文书局本、中医书局本均作"热极"。

仲景伏气热病篇

《伤寒论》曰：阳明脉浮而紧，咽燥口苦，腹满而喘，发热汗出，不恶寒反恶热，身重。若发汗则躁，心愦愦，反谵语；若加烧针，必怵惕，烦躁不得眠；若下之，则胃中空虚，客气动膈，心下懊憹，舌上苔者，栀子豉汤〔十一〕主之。若渴欲饮水，口干舌燥者，白虎加人参汤〔八〕主之。若脉浮发热，渴欲饮水，小便不利者，猪苓汤〔五〕主之。

周禹载曰：浮紧，伤寒脉也，何以为热病？以其发于夏，不恶寒反恶热也。又何以独言阳明？以^①夏时湿热上蒸，邪从胃发，且腹满而喘，种种皆阳明证也。然咽燥非少阴证耶？不知阳明为从出之途，少阴其伏藏之地也。夫既阳明热病，曷又为脉反浮紧？正以夏时肌腠本开，人本多汗，风邪袭入，致腠理反闭而无汗，故夏之风脉每似冬之寒脉也。今云汗出而脉亦浮紧者，正因浮甚有力，热邪盛而致也。若不知者，以辛热汗之，耗其精液，必至躁妄昏昧；火劫温针，燥其阴血，必至惊扰无寐，下之必亡其阴，必至胃虚邪陷，心中懊憹，此皆误治，将何以救之乎？观舌上苔滑者，则外邪尚在，以栀子解热，香豉祛邪，是为合法。若渴饮浆水，口干舌燥，知其外邪亦入，总以白虎汤为治，加人参者，以误治而精液大伤也。设使紧脉去而浮在，发热引^②水，小便不利，则其浮为虚，而热已入膀胱。入膀胱者，曷不饮以四苓而主以猪苓耶？伤寒之小便不利，结于气分；热病之小便不利，由于血分者也。因邪郁既深，耗液日久，故必以阿胶补虚，滑石祛热，而无取乎白术也。

沈尧封曰：未经误治之时，本是白虎汤主治。

阳明病，汗出多而渴者，不可与猪苓汤，以汗多胃中燥，猪苓汤复利其小便故也。

---

① 以：崇文书局本、中医书局本此下均有"其"字。

② 引：崇文书局本、中医书局本均作"饮"。

周禹载曰：渴而小便不利，本当用猪苓汤，然汗多^①在所禁也，此与伤寒入腑不令溲数同意。盖汗^②出阳明，已劫其津，汗出复多，更耗其液，津液曾几，更可下夺耶？当以白虎加人参去其热，则小便之不利者，津回而自利矣。

沈尧封曰：谷食在胃，全赖津液充足，方能滑润达下。若津液一枯，谷食即燥结难下，故阳明非燥不病。而燥者，五气之一，而五气中风与热亦能致燥。《易》曰：燥万物者，莫熯^③乎火。又曰：风自火出。此三义^④皆因乎天者。若人之致^⑤燥有二，汗与小便是也，苟过多则亦未有不燥者矣。

三阳合病，腹满身重，难以转侧，口不仁而面垢，谵语遗溺，发汗则谵语，下之则额上生汗，手足逆冷，若自汗出者，白虎汤［七］主之。雄按：发汗则谵语下似脱一甚字。

马元仪曰：此证发汗则偏于阳而津液伤，攻下则偏于阴而真气损，惟有白虎一法，主解热而不碍表里。但三阳病脉当浮大，而亦有微弱不起者，以邪热抑遏，不得外达，待清其壅则脉自起，勿谓阳衰故脉微也。雄按：更不可误以为阳证见阴脉。

章虚谷曰：此条邪热更重，弥漫三阳，而致腹满身重，难以转侧。口不仁者，不知味也，由胃中浊壅熏蒸，故又面垢也。热甚神昏，则谵语遗溺。若未经误治而自汗出者，主以白虎汤，雄按：仲淳云：宜加百合。此倒装文法，谓非误发其汗之汗，故名自汗出。雄按：尤在泾注云：若自汗出句，顶腹满身重四句来。若误发其汗而致谵语，雄按：白虎加人参汤［八］或可救也。或下之额上生汗者，是绝汗也。手足逆冷，阳气将亡，即所谓再逆促命期，非白虎所可治也。

---

① 多：崇文书局本、中医书局本均作"出"。

② 汗：中医书局本作"邪"。

③ 熯（hàn 汗）：干燥，热。

④ 义：崇文书局本、中医书局本均作"气"。

⑤ 致：崇文书局本、中医书局本均无此字。

仲景外感热病篇

太阳中热者，暍是也。其人汗出恶寒，身热而渴也。

王安道曰：暑热者，夏之令也，大行于天地之间，人受伤而为病，名曰中暑，亦曰中热，一也。叶香岩曰：热地如炉，伤人最速。

赵以德曰：汗出恶寒，身热而不渴者，中风也；渴者，中暍也。

周禹载曰：冬月有寒，则能伤人，名中寒；夏月有热，亦能伤人，名中热。此是外来之热，故曰中，非即伏寒发出，夏必病热之热也。然而同用白虎者，总以所伤在气，则所主在金，所病在热，生金者土，金生者水，金病则我母、我子俱病，故与伏气之在少阴，发出之由阳明者无异。要皆并主一汤，全不因冬月之伏与夏月之中为二义也，又全不以伏气之渴与今病之渴为稍异也。呜呼！圣人于此，有意立方，无心表异，以千古之前自有此理，万世之下自有此悟也。雄按：古人但以寒为肃杀之气，而于暑热甚略，是阙文也。

徐洄溪曰：凡汗出多之病，无不恶寒者，以其恶寒汗出而误认为寒，妄用热剂，则立危矣。

何报之曰：汗大泄不止亡阳，且令肾水竭绝，津液内枯，是谓亡阴，急当滋水之上源。三伏之义，为金受囚也，金遇丙丁，失其清肃，而壬水绝于巳，癸水绝于午，西北之寒清绝矣。前人有谓夏月宜补者，乃补天元之真气，非补热火也，令人夏食寒是也。

沈尧封曰：此是热病证据。《素问》在天为热，在地为火，热者火之气也，故热乃五气之一，而热病即伤寒有五之一。《伤寒论》以《难经》热字恐与下文温字相混，故特指出曰暍是也。感烈日之气而病，即《素问》寒、暑、燥、湿、风之暑病。或曰暍是阳邪，暑是阴邪，土润溽暑，热兼湿言也，似与暍有异，曰寒往则暑来，与寒对待，非专言热而何？古人称暑、暍、热一也，若湿热并至之病，《难经》名曰湿温，不名暑，迨至隋唐后皆指湿热为暑，于是真暑之名失，而暍之名更不知为何病矣。雄按：《北齐书·后主纪》：六月游南苑，从官暍死者六十人。《千金须知》云：热死曰暍。是唐时尚知暑、暍之为热也。

雄按：《内经》云：在天为热，在地为火，其性为暑。又云：岁火太过，炎暑流行。盖暑为日气，其字从日，曰炎暑，曰酷暑，皆指烈日之气而言也。夏至后有小暑、大暑，冬至后有小寒、大寒，是暑即热也，寒即冷也。暑为阳气，寒为阴气，乃天地间显然易知之事，并无深微难测之理，而从来歧说偏多，岂不可笑！更有调停其说者，强分动得、静得为阴阳。夫动静惟人，岂能使天上之暑气随人而判别乎？况《内经》有阴居避暑之文，武王有樾荫暍人①之事，仲景以白虎汤为热病主方，同条共贯，理益彰彰，何后贤之不察，而好为聚讼以紊道，深文以晦道耶？若谓暑必兼湿，则亢旱之年，湿难必得，况兼湿者，何独暑哉？盖湿无定位，分旺四季，风湿寒湿，无不可兼，惟夏季之土为独盛，故热湿多于寒湿。然暑字从日，日为天气，湿字从土，土为地气，霄壤不同，虽可合而为病，究不可谓暑中原有湿也。

伤寒脉浮滑，此表有热里有寒，白虎汤〔七〕主之。

王三阳曰：经文寒字当作邪字解，亦热也。

方中行曰：世本作表有热，里有寒，必系传写之误。夫白虎本为治热病、暑病之药，其性大寒，安得里有寒者可服之理？详本文脉浮滑，不但无紧，且复多滑，乃阳气甚而郁蒸，此里有热也。里热甚，必格寒于外，多厥逆身凉而为亢害之证，此表有寒也。《厥阴篇》中脉滑而厥者，里有热也，白虎汤主之。则知此表里二字为错误可知，当为上下更易。

魏念庭曰：此里尚为经络之里，非脏腑之里也。

沈尧封曰：里有寒之寒字，乃暍字之误。如果里有寒，何以反用石膏、知母乎？表有热，即身热也。上节止言病名，不言脉证，此节详言脉证，出方主治，两节本是相承。叔和校订时，此节幸有寒字之误，不被摘出，若见暍字，早已摘置别论中矣。程郊倩云：暍病脉不浮。不思《伤寒论》之暍，即《难经》之热病也。《难经》云：热病之脉，阴阳俱浮，浮

---

① 樾（yuè 越）荫暍人：即将中暑之人置于树荫下。樾，两木交聚而成的树荫。暍人，中暑的人。后因以"樾荫"指蒙受荫庇也。

之而滑，沉之散涩。此是紧要处，岂可模糊读过？本条脉浮滑与《难经》热病脉合，则白虎的是热病主方，而寒字的是喝字之误。

雄按：杨素园大令云：此条寒字，诸家所辩，未能妥帖。徐君亚枝谓当作痰字解，于义较协。余谓徐君此解可称千古只眼。夫本论无"痰"字，如湿家胸中有寒之寒字，亦作痰字解，盖痰本作淡，会意二火搏水成痰也。彼湿家火微湿盛，虽渴而不能饮，是为湿痰；此喝病火盛铄液，脉既滑矣，主以白虎汤，则渴欲饮水可知，是为热痰。凡痰因火动，脉至滑实而口渴欲饮者，即可以白虎治之，况喝家乎[1]？汪按：《灵》《素》两经亦但曰水、曰寒，无一痰字[2]。

伤寒脉滑而厥者，里有热也，白虎汤［七］主之。

张路玉曰：滑，阳脉也，故其厥为阳厥。里热郁炽，所以其外反恶寒。厥逆往往有唇面爪甲俱青者，故宜白虎以清里而除热也。

伤寒无大热，口燥渴，心烦背微恶寒者，白虎加人参汤［八］主之。

张兼善曰：白虎专治大烦大渴、大燥大热之证，惟恐表证未罢而早用之。若背微恶寒及时时恶风二条，因其中烦渴燥热已甚，非白虎不能遏也。

沈尧封曰：背为阳，背微恶寒者，阳虚证也。但阳有不同，真水真火是肾中之阴阳也，气血是营卫之阴阳也。此条口燥渴心烦，则喝热内炽，仍是白虎证。惟喝热伤其卫气，致背微恶寒，故加人参补其卫也。至若少阴病口中和，其背恶寒者[3]，则卫阳与肾阳并伤，故人参与附子并用，以两补之也。

雄按：吴鹤皋云：背微恶寒者，但觉微寒而不甚也。既有燥渴，则白虎加参用可无疑。若背恶寒而不燥渴者，不可用也。余谓以下条参之，必有汗，故可用也。

伤寒脉浮，发热无汗，其表不解者，不可与白虎汤，渴欲饮水，无表证者，白虎加人参汤［八］主之。

---

① 况喝家乎：崇文书局本、中医书局本此下均有"佩服佩服"四字。
② 汪按……无一痰字：崇文书局本、中医书局本均无此注。
③ 者：崇文书局本、中医书局本均无此字。

沈尧封曰：此承上文言烦渴背恶寒，固当用白虎加人参汤。但亦有中暍而外复伤风寒，亦能令恶寒，发热，脉浮，更当于有汗无汗上辨表证解不解，以定此方之可用不可用耳。

伤寒病若吐下后，七八日不解，热结在里，表里俱热，时时恶风，大渴，舌上干燥，而烦欲饮水数升者，白虎加人参汤［八］主之。

张路玉曰：详此条表证，比前较重，何以亦用白虎加参耶？本文热结在里，表里俱热二句，已自酌量。惟热结在里，所以表热不除；邪火内伏，所以恶风大渴，舌燥而烦，欲饮水不止，安得不以生津解热为急耶？

雄按：御纂《医宗金鉴·正误篇》^①：时时恶风，作时汗恶风，当遵之。又沈亮宸云：舌干且燥，谓视之无液也。然则温热之审舌苔以察津液，仲师已逗其倪矣。

太阳中暍者，身热疼重，而脉微弱，此以夏月伤冷水，水行皮中所致也，一物瓜蒂汤［十二］主之。

皇甫士安曰：脉盛身寒，得之伤寒；脉虚身热，得之伤暑。盖寒伤形而不伤气，所以脉盛；热伤气而不伤形，所以脉虚。雄按：所云身寒者，虽发热而仍恶寒，不似暑热病之喜凉恶热也。

朱奉议曰：夏月发热恶寒，头痛，身体肢节痛重，其脉洪盛者，热病也；夏月自汗恶寒，身热而渴，其脉微弱者，中暑也。雄按：此注之热病，乃夏至后所发之伏邪，《内经》亦谓之暑病。中暑者，夏月外感之热病，亦曰中暍。病有内外之殊，脉有洪微之别，是微弱本暍脉，惟身重为湿候，后条虽亦身重，而口开齿燥，暑热内炽已极，似宜急与甘寒救液也。

方中行曰：夏日则饮水，人之常事，而曰伤何哉？良由暑迫，饮之过多，或得之冷水澡洗，暑反入内也。

张路玉曰：此条言因热伤冷之病，乃中暍之变证。喻氏谓无形之热伤其肺金，则用白虎加人参汤以救之；有形之湿伤于肺金，则用瓜蒂汤救之，各有所主也。

太阳中暍者，发热恶寒，身重而疼痛，其脉弦细芤迟，小便已洒洒然

毛耸，手足逆冷，小有劳身即热，口开前板齿燥。若发汗则恶寒甚，加温针则发热甚，数下之则淋甚。

成聊摄曰：病有在表者，有在里者，有表里俱病者，此则表里俱病者也。发热恶寒，身重疼痛者，表中暍也；脉弦细芤迟者，中暑脉虚也；小便已洒洒然毛耸，手足逆冷者，太阳经气不足也；小有劳身即热者，谓劳动其阳，而暍即发也；口开前板齿燥者，里有热也。雄按：即此一端，可见其为热炽津枯之候，虽身重恶寒，岂可再投清暑益气汤、五苓散、藿香正气丸等辛温燥烈以重劫其阴液乎？东垣、虚谷之言贻误后人不浅。《内经》云：因于暑，汗，烦则喘喝。口开谓喘喝也。以喘喝不止，故前板齿燥。若发汗以去表邪，则阳气外虚[1]，故恶寒甚；若以温针助阳，则火热内攻，故发热甚；若下之以除里热，则内虚而膀胱燥，故淋甚。雄按：观此治法之三禁，则仲景虽未立方，而甘凉撤热存津之当用，已可不言而喻矣。赵氏、方氏主用白虎加人参汤，殆从三阳合病比例而出，似亦近理。

沈尧封曰：此言精气素亏而中暍者。

伤寒脉结代，心动悸者，炙甘草汤［十三］主之。一名复脉汤。脉按之来而缓，时一止复来者，名曰结。又脉来动而中止，更来小数，中有还者反动，名曰结阴也。脉来动而中止，不能自还，因而复动者，名曰代阴也，得此脉者必难治。

方中行曰：脉结代而心动悸者，虚多实少，譬如寇欲退散，主弱不能遣发，而反自傍徨也。复脉乃核实义之名，然则是汤也，必欲使虚者加进，而驯[2]至于实，则实者自退散，而还复于元之义也。

喻嘉言曰：脉者气血之先，仲景于津液内亡之脉，名之曰结阴、代阴，又名无阳，原有至理，何可不知，聊为四言俚句以明其义：胃藏津液，水谷之海，内充脏腑，外灌形骸。津多脉盛，津少脉衰，津结病至，津竭祸来。脉见微弱，宜先建中，汗则津越，下则津空。津耗脉细，不可妄攻，小便渐减，大便自通。阳明内实，急下救焚，少缓须臾，津液无存。阳明似实，稍用调承，驱热存津，此法若神。肾中真阳，阴精所裁，

---

① 阳气外虚：崇文书局本、中医书局本均作"外虚阳气"。
② 驯：逐渐。

胃中真阳，津液所胎。阴枯津盛，洌泉可溉，阴精衰薄，瓶罄罍哀①。何谓结阴，无阳脉阖，何胃代阴，无阳脉夺。经揭无阳，津液欲竭，较彼亡阳，天地悬阔。

沈尧封曰：此论精气素亏而感微邪之治。前节有脉证而无方，治此未必即是前节主方，然观方中药，又宁必不可以治前证？

脉浮而芤，浮为阳，芤为阴，浮芤相搏，胃气生热，其阳则绝。

方中行曰：浮为上行，故曰阳；芤为血内损，故曰阴。胃中生热者，阴不足以和阳，津液干而成枯燥也。雄按：沈氏云：浮为邪，芤为阴血虚。以余论之，凡见浮芤相搏之脉，多是暑热伤津。

沈尧封曰：卫气为阳，人之所知也，津液为阳，人之所未知也。经云：上焦出气，宣五谷味，熏肤充身泽毛，若雾露之溉，是谓气。卫气即津液也。故在外之津液少则曰无阳，不能作汗；在内亡津液则曰阳绝于里。要之言阳也，即言卫气也，即言津液也。

仲景湿温篇

太阳病，关节疼痛而烦，脉沉而细者，此名湿痹。其候小便不利，大便反快，但当利其小便。

沈尧封曰：《伤寒论》原序云：撰用《素》《难》，当即以《素》《难》释之。《难经》伤寒有五，即《素问》寒、暑、燥、湿、风之五气为病也。故仲景于太阳论中五证并列，挨次剖析，此论湿痹，即《难经》之湿温证也。《素问》在天为湿，在地为土，湿乃土之气也，故湿为五气之一。湿温乃伤寒有五之一，编伤寒者以湿暍为非伤寒，置之别论，然则中风亦非伤寒，何以独存卷首耶？《难经》云：湿温之脉，阳濡而弱，阴小而急，与此稍异。

又曰：伤寒既以头痛、胃实等项分六经，即以汗字判风寒，渴字认

---

① 瓶罄罍（qìngléi 庆雷）哀：小瓶酒没有了，大瓶酒也没有意义了，比喻关系密切，相互依存。瓶，小酒器。罄，器中空，引申为尽、完。罍，大酒器。

燥热，小便不利认湿气，纵横辨别，邪无遁形矣。读者当于此等着实处留心。

湿家之为病，一身尽疼，发热，身色如熏黄。

倪冲之《伤寒汇言》：此湿家为病之总纲也。《金锦[①]》。盖体气素以湿为事者，是为湿家。《条辨》。其痛与痹痛不同，湿在关节而疼，故曰痹，今一身尽疼而表有热，故聊摄称曰在经。熏黄与橘子黄同是湿热，彼以热胜者黄而明，此以湿胜者黄而晦，宜茵陈五苓散主之。海藏以熏黄为阴黄，盖既湿胜，则次传寒中，小便自利者有之。雄按：此由但清其热，不治其湿，故次传寒中。术附汤主之。《折衷》。

沈尧封曰：丹溪云：如造曲然，湿热郁久则发黄也。

雄按：湿热发黄，名曰黄疸，皆是暴病，故仲景以十八日为期。其余所因甚多，有谷疸、酒疸、女劳疸、黄汗及冷汗便溏气虚之阴黄；身面浮肿，睛白，能餐劳倦之弱黄；神志不足，猝受恐吓，胆气外泄之惊黄；肝木横肆，脾胃伤残，土败而色外越之痿黄。皆与暴病不同，不可概目为湿热病矣。

湿家，其人但头汗出，背强欲得被覆向火。若下之早则哕，胸满，小便不利，舌上如苔者，以丹田有热，胸中有寒，渴欲得水而不能饮，则口燥烦也。

尤在泾曰：寒湿居表，阳气不得外通而但上越，为头汗出，为背强欲得被覆向火，是宜用温药以通阳，不可与攻法以逐湿，乃反下之，则阳更被抑而哕乃作矣。或上焦之阳不布而胸中满，或下焦之阳不化而小便不利，随其所伤之处而为病也。舌上如苔者，本非胃热，而舌上津液燥聚，如苔之状，实非苔也。盖下后阳气反陷于下，而寒湿仍聚于上，于是丹田有热，而渴欲得水，胸中[②]有寒，而复不能饮，则口舌燥烦，而津液乃聚耳。

雄按：胸中有寒之寒字，当作痰字解。胸中有痰，故舌上如苔，其津液为痰所阻，故口燥烦；而痰饮乃水之凝结，故虽渴而不能饮也。杨云：

①锦：崇文书局本、醉六堂本、中医书局本均作"铄"。
②中：崇文书局本、中医书局本均作"上"。

此注极明确，凡《伤寒论》言胸中有寒者，俱作痰解。

湿家下之，额上汗出，微喘，小便利者死，若下利不止者亦死。

尤在泾曰：湿病在表者宜汗，在①里者宜利小便，苟非湿热蕴积成实，未可遽用下法。杨云：湿证不可妄下。额汗出微喘，阳已离而上行，小便利，下利不止，阴复决而下走，阴阳离决故死。一作小便不利者死，谓阳上浮而阴不下济也，亦通。

雄按：张石顽云：自此而推之，虽额汗出微喘，若大小便不利者，是阴气未脱，而阳之根犹在也；下虽大小便利，若额上无汗不喘，是阳气不越，而阴之根犹在也，则非离决，可以随其虚实而救之。至于下利不止，虽无头汗喘逆阳气上脱之候，亦死。亦有下利不止，小便反闭，而额上汗出者，谓之关。经云：关格不通，头无汗者可活，有汗者死。

问曰：风湿相搏，一身尽疼痛，法当汗出而解。值天阴雨不止，医云此可发汗，汗之病不愈者，何也？答曰：发其汗，汗大出者，但风气去，湿气在，是故不愈也。若治风湿者，发其汗，但微微似欲汗出者，风湿俱去也。汪按：古人即表汗，亦须有节度如此，奈何近人必令其汗，又欲令其多耶？此与《伤寒论》桂枝汤下语，亦可互参。

倪冲之《伤寒汇言》：湿家不惟不可误下，亦不可误汗，惟风湿相搏一证，郊倩。风从前来，湿伤卑下，两至搏击，一身尽为疼痛。子縠。此是微夹表邪，法当汗出而病方解。郊倩。然时值淫雨，隐庵。不免湿气盛行。纯②一。医云此可发汗，若发大汗而病不愈，不惟风湿之邪不解，而且伤真气矣。郊倩。况风之乘罅③也速，湿之侵人也渐。子縠。然风在外而湿在内，且大汗出而溃衣被，汗转为湿，风气虽去，而湿气仍隐伏而存留④，是故不愈也。纯一。使之微微似欲汗出，则正气宣发，充身泽毛，若雾露之灌溉，与病相应，斯正气行而邪气却，营卫和而风湿并解矣。忠可。

---

① 在：原作"出"，据崇文书局本、中医书局本改。
② 纯：原作"统"，据中医书局本及下文"纯一"改。
③ 乘罅（xià 下）：利用机会，钻空子。罅，瓦器的裂缝。
④ 留：崇文书局本、中医书局本均作"之"。

章虚谷曰：治风湿者，必通其阳气，调其营卫，和其经络，使阴阳表里之气同流，则其内湿随三焦气化，由小便而去，表湿随营卫流行，化微汗而解，阴湿之邪既解，风邪未有不去者。若大发其汗，阳气奔腾，风为阳邪，随气而泄，湿邪阴滞，故反遗留而病不愈也。此治风湿与治风寒不同者。虽寒湿同为阴邪，而寒清湿浊，清者易散，浊者黏滞，故汗法大有区别也。

湿家病，身疼痛发热，面黄而喘，头晕，鼻塞而烦，其脉大，自能饮食，腹中和无病，病在头中寒湿，故鼻塞，内药鼻中则愈。

章虚谷曰：此所谓雾露清邪中于上也。三阳经脉上头而行于身表，头中寒湿，则表气不宣，故身疼发热；肺开窍于鼻，而行气于皮毛，邪从鼻入，湿遏其阳而上蒸，则面黄；气闭则喘；气壅则头痛鼻塞而烦。皆肺气窒塞不得下降，故脉反大，其与湿中于下，而在阴之脉沉细者，迥不同也。肺通喉，胃通咽，邪在肺不在胃，故自能饮食，腹中和无病。止头中寒湿，故鼻塞。当用辛香苦泄之药纳鼻中，如近世之痧药，雄按：鼻烟亦可用，古人惟用瓜蒂散［十四］。使肺气通达，其湿邪化水从鼻中出，则愈。汪按：瓜蒂末嗅则水从鼻出，若汤饮则吐①。

伤寒瘀热在里，身必发黄，麻黄连轺赤小豆汤［十五］主之。

章虚谷曰：表邪未解，湿热内瘀，身必发黄，故以麻黄解表，连轺、赤豆等味利肺气以清湿热，其邪在经络，故从表解之。

雄按：余治夏月湿热发黄而表有风寒者，本方以香薷易麻黄辄效。杨云：夏月用香薷，与冬月用麻黄，其理正同。

伤寒身黄发热者，栀子柏皮汤［十六］主之。

尤在泾曰：此热瘀而未实之证。热瘀故身黄，热未实故发热而腹不满。栀子彻热于上，柏皮清热于下，而中未及实，故须甘草以和之耳。

沈尧封曰：栀柏汤清热利小便，治湿热之主方也。程扶生以麻连②小

① 汪按……则吐：崇文书局本、中医书局本均无此注。
② 连：原作"黄"，据崇文书局本、中医书局本及下文"麻连小豆汤"改。

豆汤为①湿热主方，不思麻连②小豆汤发汗之方，惟外兼风寒者宜之，栀柏汤利小便之方也。杨云：分析极清。若以麻连小豆汤为主方，不惟栀柏汤无着落，即论内但当利小便句亦无着落。

伤寒七八日，身黄如橘子色，小便不利，腹微满者，茵陈蒿汤〔十七〕主之。

尤在泾曰：此则热结在里之证也。身黄如橘子色者，色黄而明，为热黄也；若阴黄则色黄而晦矣。热结在里，为小便不利，腹满，故宜茵陈蒿汤下热通瘀为主也。

阳明病，发热汗出，此为热越，不能发黄也。但头汗出，身无汗，剂颈而还，小便不利，渴饮水浆者，此为瘀热在里，身必发黄，茵陈蒿汤〔十七〕主之。

尤在泾曰：热越，热随汗而外越也。热越则邪不蓄而散，安能发黄哉？若但头汗出而身无汗，剂颈而还，则热不得外达；小便不利，则热不得下泄。而又渴饮水浆③，则其热之蓄于内者方炽，而湿之引于外者无已，湿与热合，瘀郁不解，则必蒸发为黄矣。茵陈蒿汤苦寒通泄，使病从小便出也。

阳明病，面合赤色，不可攻之，攻之必发热色黄，小便不利也。

沈尧封曰：此是寒邪外束之湿温证也。麻连小豆汤是其主方。除却恶寒即是栀柏证，更加腹微满即是茵陈蒿证。

章虚谷曰：上明发黄之证，此又明致黄之由也。面赤者，热郁在经，当以汗解，若攻之，伤其腑气，则在经之热反从内走，与水谷之气郁蒸发黄，三焦闭塞而小便不利也。

阳明病，无汗，小便不利，心中懊恼者，身必发黄。

章虚谷曰：虽未误下，而无汗，小便不利，其邪热闭结，心中懊恼，与胃中水液郁蒸而身必发黄也。

阳明病被火，额上微汗出，小便不利者，必发黄。

---

① 为：崇文书局本、中医书局本均作"治"。

② 连：原作"黄"，据崇文书局本、中医书局本及下文"麻连小豆汤"改。

③ 则热不得外达……渴饮水浆：崇文书局本、中医书局本均无此段文句。

喻嘉言曰：湿停热郁而误火之，则热邪愈炽，津液上奔，额虽微汗，而周身之汗与小便愈不可得矣，发黄之变，安能免乎？

仲景疫病篇 山阴陈坤载安注

寸口脉阴阳俱紧者，法当清邪中于上焦，浊邪中于下焦。清邪中上，名曰洁也；浊邪中下，名曰浑也。阴中于邪，必内栗也。表气微虚，里气不守，故使邪中于阴也。阳中于邪，必发热头痛，项强颈挛，腰痛胫酸，所谓阳中雾露之气，故曰清邪中上，浊邪中下。阴气为栗，足膝逆冷，便溺妄出。表气微虚，里气微急，三焦相混，内外不通。上焦怫郁，脏气相熏，口烂食龂[1]也。中焦不治，胃气上冲，脾气不转，胃中为浊，营卫不通，血凝不流。若卫气前通者，小便亦黄，与热相搏，因热作使，游于经络，出入脏腑，热气所过，则为痈脓；若阴气前通者，阳气厥微，阴无所使，客气入内，嚏而出之，声嗢[2]咽塞，寒厥相逐，为热所拥，血凝自下，状如豚肝，阴阳俱厥，脾气孤弱，五液注下，下焦不阖，清便下重，令便数难，脐筑湫[3]痛，命将难全。

此一节言受疫之源。疫者即寒、暑、燥、湿、风夹杂而成，清浊不分，三焦相混，其曰中上、中下者，是就邪之清浊而言；曰阴中、阳中者，亦即邪之中上、中下而言，扼要全在中焦得治为主。中焦者，脾胃是也。脾胃之气有权，若卫气前通者，邪可从经而汗解；若营气前通者，邪可从腑而下解。倘脾胃之气不足，邪必内陷伤脏，五液注下，便难脐痛，命将难全矣。为痈脓，下豚肝，指其重者而言，未必定当如是也。所以疫证最怕邪伏募原，内壅不溃为难治。

伤寒脉阴阳俱紧，恶寒发热则脉欲厥，厥者脉初来大，渐渐小，更来渐渐大，是其候也。杨云：疫病乃秽邪弥漫，其脉恒模糊不清，此所云渐渐大、

---

① 龂（yín 银）：同"龈"。齿根肉。

② 嗢（wà 袜）：咽。

③ 湫（qiū 秋）：凉貌。

渐渐小，正其候也。如此者，恶寒甚者，翕翕汗出，喉中痛；热多者，目赤脉多，睛不慧。杨云：凡疫证目睛必不了了。医复发之，咽中则伤；若复下之，则两目闭。寒多者，便清谷；热多者，便脓血。若熏之，则身发黄；若熨之，则咽燥。若小便利者可救之，小便难者为危殆。

此节言疫邪初起之证与脉也。阴阳俱紧，恶寒发热与伤寒同，而渐小渐大之厥脉，是疫之所异也。因邪气深伏，正气不得宣通，所以先必恶寒，而甚则又形热①汗出，喉痛目赤也。若因恶寒而发汗，则助热上蒸而咽伤；若因内热而下之，则阳气内陷而目闭。阴邪多则便清谷，阳邪多则便脓血。熏之则湿热郁蒸而身黄，熨之则热燥②津液而咽燥。总因邪伏募原，故汗下熏熨皆误也。其可救与不救，当于小便利不利验之③也。杨云：温病小便利，则阴气未竭；疫证小便利，则腑气尚通，邪有出路，故俱可治。

伤寒发热头痛，微汗出，发汗则不识人，熏之则喘，不得小便，心腹满，下之则短气，小便难，头痛背强，加温针则衄。

此节言清邪之中上者，故阳分之证居多。清邪中上，直入募原也。其发热头痛微汗，为邪热熏蒸，非在表也，故发汗则热盛而神昏，杨云：汗为心液，过汗则心虚，而邪蔽清阳。熏之则热壅而作喘。杨云：熏之则以热益热，而伤水之上源。不得小便，心腹满者，气不通也，亦非在里；短气，小便难，头痛背强者，下伤津液也；衄者，温针伤络也。杨云：邪热入营故衄。治当先达募原，不致此变。

伤寒发热，口中勃勃气出，头痛目黄，衄不可制，贪水者必呕，杨云：水积而不运，故呕。恶水者厥。杨云：热盛而无制，故厥。若下之，咽中生疮。杨云：热遗于上，故生疮。假令手足温者，必下重便脓血。杨云：四末属脾，温则热邪充斥脾胃，故下脓血。头痛目黄者，若下则两目闭。杨云：温邪非荡涤所能驱，而反虚其正，故目闭。贪水者，脉必厥，其声嘤，咽喉塞。杨云：亦水积汛溢之象。若发汗则战栗，阴阳俱虚。杨云：邪在里，不在表，汗之则徒虚其表。恶水者，若下之则里冷，不嗜食，大便完谷出；杨云：恶水则湿盛

---

① 热：此下原有"状"字，据崇文书局本、中医书局本删。
② 燥：崇文书局本、中医书局本均作"烁"。
③ 之：崇文书局本、中医书局本均无此字。

热微，下之则伤其中气。若发汗则口中伤，舌上白苔。杨云：津液外竭，则秽邪上蒸。烦躁，脉数实，杨云：热盛于内。不大便六七日，后必便血，若发汗则小便自利也。杨云：太阳膀胱主津液，汗之则正虚，而不能约束。

此节言浊邪之中下者，故阴分之证居多。浊邪中下者，非下受也，仍从募原分布，谓阴邪归阴也。邪并于阴，则阴实阳虚，故有勃勃气出，头痛目黄，衄不可制，贪水咽疮，下重便脓血诸证，此阴实也；其目闭脉厥，声嘤咽塞，战栗不嗜食，大便完谷，小便自利者，此阳虚也。实为真实，虚为假虚，故非偏阴偏阳可治。

病人无表里证，发热七八日，虽脉浮数者，可下之。假令已下，脉数不解，合热则消谷善饥，至六七日不大便者，有瘀血也，宜抵当汤〔十八〕。若脉数不解而下利不止，必协热而便脓血也。

此疫邪之分传者。病无表里证，邪在募原，此指初起而言。脉数者，热盛于内也；浮者，热蒸于外也。发热七八日而不从汗解，其内热已深，故曰可下。此指现在而言，假令已下，是指下后言也。若下后脉数不解，热传于阳，则消谷善饥，为卫气前通也；热传于阴，必伤血成瘀，为营气前通也。宜抵当汤，即下如豚肝之类。若脉数不解，而下利便脓血者，已成脾气孤绝，五液注下，为不治之证也，勿作寻常协热利看。

病在阳，应以汗解之，反以冷水噀①之，若灌之，其热被却不得去，弥更益烦，肉上粟起，意欲饮水，反不渴者，服文蛤散〔十九〕。杨云：此条温热俱有之，不独疫病。若不瘥者，与五苓散〔二十一〕。寒实结胸无热证者，与三物小陷胸汤〔二十二〕，白散〔二十三〕亦可服。

此疫邪之传表者。却字疑是劫字之误。徐亚枝云：却，不得前也。热被冷抑，不得外出，转而内攻，故弥更益烦，却字似非误。杨云：是。文蛤散当属文蛤汤〔二十〕。病在阳者，谓疫邪已传阳分也。传于阳，当从汗解。噀，喷也；灌，溉也。疫邪热极，原可饮冷水得大汗而解者，乃以之噀灌皮毛，内热被冷水外劫，故内烦益甚，肉上粟起也。欲饮而不渴者，内热为外水所制也。文蛤性寒气燥，合之麻杏石甘，去外水而清内热。五苓散亦具利

---

① 噀（xùn训）：含在口中而喷出。

水彻热之功。小陷胸汤及亦可服七字疑衍。

伤寒哕而腹满，视其前后，知何部不利，利之则愈。

此疫邪之传里者。哕在伤寒多寒，在疫证为热，况见有腹满，前后不利可据，其为邪气壅蔽，无疑前后二便也。利二便，即疏里法也。

得病六七日，脉迟浮弱，恶风寒，手足温，医二三下之，不能食，而胁下满痛，面目及身黄，颈项强，小便难者，与柴胡汤，后必下重。本渴而饮水呕者，柴胡汤不中与也，食谷者哕。

此疫邪之越于三阳者。得病六七日，恶风寒而脉浮弱，非表虚也；手足温而脉迟，非里寒也。合之为疫邪内伏不溃之证。医者重于疏里，乃二三下之，不能食，小便难，不无伤中。而胁下满痛，少阳也；面目及身黄，阳明也；颈项强，太阳也。邪已越于三阳，斯时但于清解热毒剂中，按经据证，略加引经达表之药足矣。若拘于胁痛为少阳，与柴胡汤，参、甘、姜、枣锢蔽疫邪，必下重作利也。若先渴后呕，为水饮内停，非少阳喜呕，柴胡汤必不可与。食谷者哕，亦属邪蔽使然，非内寒也。末句之义，似有脱简。

太阳病未解，脉阴阳俱停，先必振栗汗出而解。但阳脉微者，先汗出而解；但阴脉微者，下之而解。若欲下之，宜调胃承气汤〔二十四〕。

此疫邪之越于太阳者。太阳病不解，系疫邪浮越，非太阳经病也。停，匀也。脉阴阳俱停，是尺寸浮沉迟速大小同等也。其正气有权，足以化邪，故从汗解。振栗者，战汗也。脉微，谓邪气衰也。阳邪先退，先从汗解；阴邪先退，先从下解。汗法不一，而下法宜调胃承气，以疫邪虽热，不必尽实也。

太阳病下之而不愈，因复发汗，以此表里俱虚，其人因致冒，冒家汗出自愈。所以然者，汗出表和故也。得里未和，然后下之。

此言疫邪传表，先下后汗之误。疫邪达表，当从汗解，乃拘于疏里而先下之，徒虚其里，故不愈；因复发汗，是又虚其表，故汗出而作冒也。必俟表气已和，再和里气。疫证汗后，往往有宜下者，有下后必汗出而始解者，总由邪气分传，而无一定之治法也。

太阳病下之，其脉促，不结胸者，此为欲解也；脉浮者，必结胸也；

脉紧者，必咽痛；脉弦者，必两胁拘急；脉细数者，头痛未止；脉沉紧者，必欲呕；脉沉滑者，协热利；脉浮滑者，必下血。

此言疫邪误下之变。治疫虽宜疏里，但既越于太阳，自当从表，一误下之，其变有不可胜言者。促为阳盛，下之必致结胸，不结者，阳邪外散也，为欲解；浮为在表，下之则内陷为结胸；紧为邪实，下之则邪上浮为咽痛；弦者夹风，下之则引风入肝，故两胁拘急；细数者，热郁于内也，下之则邪火上冲，故头痛未止；沉紧多饮，下之必动其饮，故欲呕；沉滑者，热为湿滞也，下之则湿热下流，故协热利；浮滑者，热盛于表也，下之则热邪内攻，故下血。

阳毒之为病，面赤斑斑如锦纹，咽喉痛，唾脓血，五日可治，七日不可治，升麻鳖甲汤［二十五］主之。

阳毒者，疫邪犯于阳分也。阳邪上壅，故面赤；热极伤血，故遍体斑斑如锦纹也。咽喉痛，唾脓血，皆邪热铄津，有立时腐败之势。五日经气未周，毒犹未遍，故可治；七日则邪气遍而正气消矣，故曰不可治。方用升麻鳖甲者，所以解阳分之毒，即所以救阴分之血也。

阴毒之为病，面目青，身痛如被杖，咽喉痛，五日可治，七日不可治，升麻鳖甲汤去雄黄、蜀椒主之。

阴毒者，疫邪入于阴分也。阴中于邪，故面目青；邪闭经络，故身痛如被杖。咽喉痛者，阴分热毒上壅也。故其日数与阳经同，而治法原文去雄黄、蜀椒者，阴分已受热邪，不堪再用热药也。

雄按：王安道云：阴者非阴寒之病，乃感天地恶毒异气，入于阴径，故曰阴毒耳。后人谓阴寒极盛称为阴毒，引仲景所叙面目青，身痛如被杖，咽喉痛数语，却用附子散、正阳散等药。窃谓阴寒极盛之证，固可名为阴毒，然终非仲景所以立名之本意。后人所叙阴毒，与仲景所叙阴毒自是两般，岂可混论？盖后人所叙阴毒，是内伤生冷，或暴寒所中，或过服寒凉药，或内外俱伤于寒而成，非天地恶毒异气所中也。又赵养葵云：此阴阳二毒，是感天地疫疠非常之气，沿家传染，所谓时疫也。

又按：雄黄、蜀椒二物，用治阳毒，解者谓毒邪在阳分，以阳从阳，欲其速散也。余谓雄黄尚属解毒之品，用之治毒，理或有之，至蜀椒，岂面赤发班，咽痛唾血所①可试乎？必有错简，未可曲为之说也。杨云：通人之论，《伤寒论》中此类甚多，俱不必强作解事也。

又按：倪冲之《伤寒汇言》附载袁云龙云：仲景之书，前叙六经诸条，其中文义，前后起止多有阙失，历代医哲并未深勘。至于阳毒、阴毒二条，更可诧异，俱用升麻鳖甲汤，阴毒但无雄黄、蜀椒，此坊刻之讹本也。宋庞安常于②阴毒、阳毒概用全方，阴毒不去椒、黄，于理稍近。余于万历乙亥，得南阳旧本，其阴毒条于去雄黄下作倍蜀椒加半主之，于理为是。盖阳毒、阴毒二证，良由平素将息失宜，耗疲精髓，逆乱气血，所以猝受山林水泽瘴疠恶气所中，感而成疾。余当壮年，北游燕邸，以及辽阳之外，南游闽广黔甸，以及交阯之区，大抵南方多阳毒，北方多阴毒，时医按法施治，曾无一验。中州等处，有人患此，亦罕能救。细按二证，俱有咽喉痛三字，以余窃论疡科书，有锁喉风、缠喉风、铁蛾缠三证，其状相似，有面色赤如斑者，有面色青而凄惨者，有吐脓血者，有身痛如被杖者，有气喘急促者，有发谵语烦乱者，虽有兼证如此，总以咽喉闭痛为苦。猝发之间，三五日可治，至七日不减，即无生理，岂非阳毒、阴毒二证之类乎？再察其脉，缓大者生，细数紧促者死。余见此二证，不论阳毒、阴毒，概用喉科方，以硼砂二钱，火硝六分，米醋一盏，姜汁小半盏，用鹅翎探入喉中，吐痰碗许，活者百数。据袁公之论，则阳毒为阳邪，阴毒为阴邪矣。阴邪固宜倍蜀椒之半，而以蜀椒施之阳邪，终嫌未妥，改从喉科法引吐却稳当。以余度之，阳毒即后世之烂喉痧耳，叔和谓之温毒是已。治法忌用温散，宜用清化。陈继宣《疫痧草》专论此证。

论曰：百合病者，百脉一宗，悉致其病也。意欲食复不能食，常默然，欲卧不能卧，欲行不能行，饮食或有美时，或有不用，得药则剧吐利，如有神灵者，身形如和，其脉微数。每溺时头痛者，六十日乃愈；若溺时头不痛，淅淅然者，四十日愈；若溺快然，但头眩者，二十日愈。其证或未病而预见，或病四五日而出，或二十日或一月微见者，各随证治之。杨云：《金匮》中论此证最为明显完善。

---

① 所：崇文书局本、中医书局本均作"之"。
② 于：原无，据崇文书局本、中医书局本补。

百合病者，皆缘时疫新愈，其三焦、腠理、荣卫之交余热未清，正气困乏，不能流畅，如人在云雾之中，倏①清倏浑，如日月被蚀之后，或明或暗，故有种种不可名言之状。而其口苦，小便赤，脉微数，乃余热的证也。病不在经络脏腑，杨云：此句欠酌。治不能补泻温凉，惟以清气为主，气归于肺，而肺朝百脉，一宗者，统宗于一，即悉致其病之谓也。溺时头痛者，小便由于气化，水去则火上冲也，其病为重，六十日愈，月再周而阴必复也；溺时淅淅然者，膀胱腑气一空，表气亦因之而失护也；但头眩者，阳气不能上达也，热渐衰，病渐轻，故愈日渐速也。曰其证，指溺时头痛诸证而言；曰未病预见，谓未成百合病先见头痛等证也。百合清热养阴，专润肺气，治以百合，即以百合名病也。

雄按：此病仲景以百合主治，即以百合名其病，其实余热逗留肺经之证。凡温暑湿热诸病后皆有之，不必疫也。肺主魄，魄不安则如有神灵；肺失肃清，则小便赤。百合功专清肺，故以为君也。杨云：前注已平正通达，读此更亲切不易，觉前注尚隔一层。余尝谓孟英学识，前无古人，试取其所注与古人所注较论之，当知余言之非阿所好也。忆辛丑暮春，于役兰溪，在严州舟次，见一女子患此证，其父母以为祟也。余询其起于时证之后，察其脉数，第百合无觅处，遂以苇茎、麦冬、丝瓜子、冬瓜皮、知母为方，汪按：百合本治肺之品，从此悟入，可谓在人意中，出人意外矣。服之一剂知，二剂已。

百合病见于阴者，以阳法救之；见于阳者，以阴法救之。见阳攻阴，复发其汗，此为逆；见阴攻阳，乃复下之，此亦为逆。

此推究致百合病之源。见于阴者，即阴中于邪也，阴既受邪，不即与阳气通调，则阴邪愈闭，法当攻阳以救其阴也；见于阳者，即阳中于邪也，阳既受邪，不即与阴气通调②，则阳邪不化，法当攻阴以救其阳也。若不攻阴救阳，复发其汗，是为见阳攻阴；不知攻阳救阴，复下之，是为见阴攻阳。二者均之为逆，皆因治不如法，阴阳未能透解，所以致有百合之病。若于百合病中并无汗下之证，毋用汗下之法也。下之，汗吐下皆此意。此处阴阳二字，但就营卫讲，不说到气血脏腑上。

---

① 倏（shū 书）：原义为犬疾行，引申为忽然。
② 调：崇文书局本、中医书局本均作"达"。

百合病，发汗后者，百合知母汤［二十六］主之。

得之汗后者，其阳分之津液必伤，余热留连而不去，和阳必以阴，百合同知母、泉水以清其余热，而阳邪自化也。按：初病邪重，故上节言救言攻，此病后余邪，当用和法。

百合病，吐之后者，百合鸡子黄汤［二十七］主之。

其得之吐后者，吐从上逆，较发汗更伤元气，阴火得以上乘，清窍为之蒙蔽矣。故以鸡子黄之纯阴养血者，佐百合以调和心肺，是亦用阴和阳矣。

百合病，下之后者，百合滑石代赭汤［二十八］主之。

其得之于下后者，下多伤阴，阴虚则阳往乘之，所以有下焦之热象。百合汤内加滑石、代赭，取其镇逆利窍以通阳也，是谓用阳和阴法。

百合病，不经吐下发汗，病形如初者，百合地黄汤［二十九］主之。

不经吐下发汗，正虽未伤，而邪热之袭于阴阳者，未必透解，所以致有百合病之变也。病形如初，指百合病首节而言。地黄取汁，下血分之瘀热，故云大便当如漆，非取其补也；百合以清气分之余热，为阴阳和解法。

百合病，一月不解，变成渴者，百合洗方主之。

百合病至一月不解，缠绵日久，变成渴者，津液消耗，求水以自滋也。渴而不致下消，病犹在肺，肺主皮毛，故以百合汤洗之，使毛脉合行精气于腑也。食煮饼，假麦气以助津液；勿以盐、豉，恐夺津增渴也。

百合病，渴不瘥者，瓜蒌牡蛎散［三十一］主之。杨云：此条证比上条较重。

雄按：尤在泾曰：病变成渴，与百合洗方而不瘥者，热盛而津液伤也。瓜蒌根苦寒，生津止渴；牡蛎咸寒，引热下行，不使上铄也。此注已极该括，陈注较逊，故从尤本。

百合病，变发热者，百合滑石散［三十］主之。

变发热者，余邪郁久，淫于肌表，热归阳分也。百合清金退热，加滑石以利窍通阳，曰当微利，指小便利①言，谓热从小便去也。

狐惑之为病，状如伤寒，默默欲眠，目不得闭，卧起不得安。蚀于喉为惑，蚀于阴为狐，不欲饮食，恶闻食臭也。其面目乍赤乍黑乍白，蚀于上部则声嗄，甘草泻心汤［三十二］主之；蚀于下部则咽干，苦参汤洗之；蚀于肛者，雄黄熏之。

百合病，是余热留连于气机者；狐惑病，是余毒停积于幽阴者。狐惑，水虫也，原疫邪不外湿热久留不散，积而生虫，顾②听泉云：疫邪久留，人不活矣。久留上宜加余邪二字。喉与二阴为津液湿润之处，故虫生于此也。声嗄，因知其蚀于喉；咽干，而知其蚀于阴者，因其热郁于下，津液不能上升也。余热内郁，故状似伤寒；内热，故默默欲眠；内烦，故目不得闭，卧起不安；面目乍赤乍黑乍白，以热邪隐见不常，非虫动也。苦参、雄黄皆燥湿杀虫之品，甘草泻心，不特使中气运而湿热自化，抑亦苦辛杂用，足胜杀虫之任也。略参尤氏。

病者脉数，无热微烦，默默但欲卧，汗出，初得之三四日，目赤如鸠眼，七八日，目四眦黑，若能食，脓已成，赤豆当归散［三十三］主之。

此疫邪热毒蕴伏于内也，故有脉数，身不热，微烦欲卧之证。初得之汗出，表气尚通也；至三四日目赤如鸠眼，热伤血分也；七八日目四眦黑，血已腐败也。能食者，病不在胸腹，脓成于下也。赤小豆清热去湿，兼以解毒；当归和血化脓，使毒从下解也。

先辈喻嘉言将《辨脉篇》中清邪中上焦，浊邪中下焦一节为仲景论疫根据，可谓独具只眼者矣。其治法以逐秽为第一义。上焦如雾，升而逐之，兼以解毒；中焦如沤，疏而逐之，兼以解毒；下焦如渎，决而逐之，兼以解毒。此论识超千古。雄按：林北海亦云：喻氏论疫，高出千古，直发前人所未发。盖仲景于吐利、霍乱等不过感一时冷热之气者犹且论及，而谓疫病之为流行大毒者，反不之及耶？然则《伤寒论》中之必有疫证，是非臆说。坤学识浅陋，不敢妄自搜罗，扰乱经旨，但将《伤寒》《金匮》中证

---

① 利：崇文书局本、中医书局本均无此字。
② 顾：崇文书局本、中医书局本均无此字。

治，与风寒等法不合，寓有毒意者，均归之疫①。雄按：守真论温，风逵论暑，又可论疫，立言虽似创辟，皆在仲景范围内也。

　　杨按：此篇搜辑甚佳，俱古人所未及，然原论不可解处甚多，其用方与病不相登对处亦有之，读者师其意，而于其不可解者，勿强事穿凿，则善矣。汪按：此评大妙，如此方不为昔人所愚，所谓尽信书不如无书也。

---

　　①疫：崇文书局本、中医书局本此下均有"焉"字。

|卷三|

海宁王士雄孟英　　纂

定州杨照藜素园　　评

乌程汪曰桢谢城　　参

钱塘许兰身芷卿

叶香岩外感温热篇

章虚谷曰：仲景论六经外感，止有风寒暑湿之邪，论温病由伏气所发，而不及外感，或因书有残阙，皆未可知。后人因而穿凿附会，以大青龙、越脾等汤证治为温病，而不知其实治风寒化热之证也。其所云太阳病发热而渴为温病，是少阴伏邪出于太阳，以其热从内发，故渴而不恶寒。若外感温病，初起却有微恶寒者，以风邪在表也，亦不渴，以内无热也，似伤寒而实非伤寒，如辨别不清，多致误治，因不悟仲景理法故也。盖风为百病之长，而无定体，如天时寒冷，则风从寒化而成伤寒，温暖则风从热化而为温病，以其同为外感，故证状相似，而邪之寒热不同，治法迥异，岂可混哉！二千年来，纷纷议论，不能剖析明白，我朝叶天士，始辨其源流，明其变化，不独为后学指南，而实补仲景之残阙，厥功大矣。爰释其义，以便览焉。

温邪上受，首先犯肺，逆传心包。肺主气，属卫；心主血，属营。辨营卫气血虽与伤寒同，若论治法，则与伤寒大异也。

华岫云曰：邪从口鼻而入，故曰上受。但春温冬时伏寒藏于少阴，遇春时温气而发，非必上受之邪也，则此所论温邪，乃是风温、湿温之由于外感者也。

吴鞠通曰：温病由口鼻而入，自上而下，鼻通于肺，肺者皮毛之合也。经云：皮应天，为万物之大表。天属金，人之肺亦属金，温者火之气，风者火之母，火未有不克金者，故病始于此。

诸邪伤人，风为领袖，故称百病之长，即随寒热温凉之气变化为病，故经言其善行而数变也。身半以上，天气主之，为阳；身半以下，地气主之，为阴。风从寒化属阴，故先受于足经；风从热化属阳，故先受于手经。所以言温邪上受，首先犯肺者，由卫分而入肺经也。以卫气通肺，营气通心，而邪自卫入营，故逆传心包也。《内经》言心为一身之大主而不受邪，受邪则神去而死。凡言邪之在心者，皆心之包络受之，盖包络为心之衣也。心属火，肺属金，火本克金，而肺邪反传于心，故曰逆传也。风寒先受于足经，当用辛温发汗；风温先受于手经，宜用辛凉解表。上下部异，寒温不同，故治法大异，此伤寒与温病，其初感与传变皆不同也。不标姓氏者，皆章氏原释。

雄按：《难经》从所胜来者为微邪，章氏引为逆传心包解，误矣。盖温邪始从上受，病在卫分，得从外解，则不传矣。第四章云不从外解，必致里结，是由上焦气分以及中下二焦者，为顺传。惟包络上居膻中，邪不外解，又不下行，易于袭入，是以内陷营分者，为逆传也。然则温病之顺传，天士虽未点出，杨云：肺与心相通，故肺热最易入心，天士有见于此，故未言顺传而先言逆传也。而细绎其议论，则以邪从气分下行为顺，邪入营分内陷为逆也。杨云：二语最精确。汪按：既从气分下行为顺，是必非升提所宜矣。俗医辄云防其内陷，妄用升提，不知此内陷乃邪入营分，非真气下陷可比。苟无其顺，何以为逆？章氏不能深究，而以生克为解，既乖本旨，又悖经文，岂越人之书竟未读耶？

盖伤寒之邪，留恋在表，然后化热入里，温邪则热变雄按：唐本作化热。最速。未传心包，邪尚在肺，肺主气，其合皮毛，唐本作肺合皮毛而主气。故云在表，在表唐本无此二字。初用辛凉何以首节章释改辛平，今订正之。轻剂，夹风则加入唐本无则入二字。薄荷、牛蒡之属，夹湿加芦根、滑石之流，或透风于热外，或渗湿于热下，不与热相搏，势必孤矣。

伤寒邪在太阳，必恶寒甚，其身热者，阳郁不伸之故，而邪未化热也。传至阳明，其邪化热，则不恶寒，始可用凉解之法。若有一分恶寒，仍当温散，盖以寒邪阴凝，故须麻桂猛剂。若温邪为阳，则^①宜轻散，倘重剂大汗而伤津液，反化燥火，则难治矣。始初解表用辛凉，须避寒凝之品，恐遏其邪，反不易解也。或遇阴雨连绵，湿气感于皮毛，须解其表湿，使热外透易解，否则湿闭其热而内侵，病必重矣。其夹内湿者，清热必兼渗化之法，不使湿热相搏，则易解也。略参拙意。

不尔，风夹温热而燥生，清窍必干，谓水主之气不能上荣，两阳相劫也。湿与温合，蒸郁而蒙蔽于上，清窍为之壅塞，浊邪害清也。其病有类伤寒，其唐本无此字。验之之法：伤寒多有变证，温热虽久，在一经不移，以此为辨。唐本作总在一经为辨，章本作而少传变为辨，较妥。

胃中水谷，由阳气化生津液，故阳虚而寒者，无津液上升；停饮于胃，遏其阳气，亦无津液上升，而皆燥渴，仲景已备论之。此言风热两阳邪劫其津液而成燥渴，其因各不同，则治法迥异也。至风雨雾露之邪，受于上焦，与温邪蒸郁，上蒙清窍，如仲景所云头中寒湿，头痛鼻塞，纳药鼻中一条，虽与温邪蒙蔽相同，又有寒热不同也。伤寒先受于足经，足经脉长而多传变；温邪先受于手经，手经脉短故少传变。是温病伤寒之不同，皆有可辨也。

雄按：上第一章，统言风温、湿温与伤寒证治之不同，而章氏分三节以释之也。

前言辛凉散风，甘淡驱湿，若病仍不解，是渐欲入营也。营分受热，则血液受章本作被。劫，心神不安，夜甚无寐，成^②斑点隐隐，即撤去气药。如从风热陷入者，用犀角、竹叶之属；如从湿热陷入者，唐本者下有用字。犀角、花露之品，参入凉血清热方中；若加烦躁，大便不通，金汁亦可加入；老年或平素有寒者，以人中黄代之，急急唐本作速。透斑为要。

热入于营，舌色必绛。风热无湿者，舌无苔，或有苔亦薄也；热兼湿者，必有浊苔而多痰也。然湿在表分者亦无苔，雄按：亦有薄苔。其脉浮部

---

① 则：崇文书局本、中医书局本均作"只"。
② 成：崇文书局本、中医书局本均作"或"。

必细涩也。此论先生口授及门，以吴人气质薄弱，故用药多轻淡，是因地制宜之法，与仲景之理法同而方药不同。或不明其理法，而但仿用轻淡之药，是效颦也。或又以吴又可为宗者，又谓叶法轻淡如儿戏不可用，是皆坐井论天者也。雄按：又可亦是吴人。

雄按：仲景论伤寒，又可论疫证，麻桂、达原不嫌峻猛，此论温病，仅宜轻解，况本条所列，乃上焦之治，药重则过病所。吴菱山云：凡气中有热者，当行清凉薄剂。吴鞠通亦云：治上焦如羽，非轻不举也。观后章论中下焦之治，何尝不用白虎、承气等法乎？章氏未深探讨，曲为盖护，毋乃视河海为不足，而欲以泪益之耶？华岫云尝云：或疑此法仅可治南方柔弱之躯，不能治北方刚劲之质。余谓不然。其用药有极轻清、极平淡者，取效更捷，苟能悟其理，则药味分量或可权衡轻重。至于治法，则不可移易。盖先生立法之所在，即理之所在，不遵其法，则治不循理矣。南北之人，强弱虽殊，感病之由则一也。其补泻温凉，岂可废绳墨而出范围之外乎？况姑苏商旅云集，所治岂皆吴地之人哉！不必因其轻淡而疑之也。又叶氏《景岳发挥》云：西北人亦有弱者，东南人亦有强者，不可执一而论。故医者必先议病而后议药，上焦温证，治必轻清，此一定不易之理法。天士独得之心传，不必章氏曲为遮饰也。

汪按：急急透斑，不过凉血清热解毒[1]，俗医必以胡荽、浮萍、樱桃核[2]、西河柳为透法，大谬。

若斑出热不解者，胃津亡也，主以甘寒，重则如玉女煎，唐本无如字。轻则如梨皮、蔗浆之类。或其人肾水素亏，虽未及下焦，唐本虽上有病字。先自徬徨矣。唐本作每多先事[3]徬徨。必验之于舌，唐本必上有此字。如甘寒之中，加入咸寒，务在先安未受邪之地，恐其陷入易易唐本无此二字。耳。

尤拙吾曰：芦根、梨汁、蔗浆之属，味甘凉而性濡润，能使肌热除而风自息，即《内经》风淫于内，治以甘寒之旨也。斑出则邪已透发，理当

---

[1] 解毒：崇文书局本、中医书局本均无此二字。
[2] 樱桃核：崇文书局本、中医书局本均无此药。
[3] 事：崇文书局本、中医书局本均作"自"。

退热，其热仍不解^①，故知其胃津亡，水不济火，当以甘寒生津。若肾水亏者，热尤难退，故必加咸寒，如元参、知母、阿胶、龟板之类，所谓壮水之主，以制阳光也。如仲景之治少阴伤寒，邪本在经，必用附子温脏，即是先安未受邪之地，恐其陷入也。热邪用咸寒滋水，寒邪用咸热助火，药不同而理法一也。验舌之法详后。

雄按：此虽先生口授及门之论，然言简义该，不可轻移一字。本条主以甘寒，重则如玉女煎者，言如玉女煎之石膏、地黄同用，以清未尽之热，而救已亡之液。以上文曾言邪已入营，故变白虎加人参法，而为白虎加地黄法。杨云：慧心明眼，绝世聪明。不曰白虎加地黄，而曰如玉女煎者，以简捷为言耳。唐本删一如字，径作重则玉女煎，是印定为玉女煎之原方矣。鞠通、虚谷因而袭误。岂知胃液虽亡，身热未退，熟地、牛膝安可投乎？余治此证，立案必先正名，曰白虎加地黄汤，斯为清气血两燔之正法。至必验之于舌，乃治温热之要旨，故先发之于此，而后文乃详言之。唐氏于必上加一此字，则验舌之法，似仅指此条言者。可见一言半语之间，未可轻为增损也。汪按：此条辨析甚当，心细如发，斯能胆大于身也。

若其邪始终在气分流连者，可冀其战汗透邪，法宜益胃，令邪与汗并，热达腠开，邪从汗出。解后胃气空虚，当肤冷一昼夜，待气还自温暖如常矣。盖战汗而解，邪退正虚，阳从汗泄，故渐肤冷，未必即成脱证。此时宜令病者唐本无此三字。安舒静卧，以养阳气来复，旁人切勿惊惶，频频呼唤，扰其元神，唐本作气。使其烦躁，唐本无此句。但诊其脉，若虚软和缓，虽倦卧不语，汗出肤冷，却非脱证；若脉急疾，躁扰不卧，肤冷汗出，便为气脱之证矣。杨云：辨证精悉。更有邪盛正虚，不能一战而解，停一二日再战汗而愈者，不可不知。

魏柳洲曰：脉象忽然双伏，或单伏，而四肢厥冷，或爪甲青紫，欲战汗也，宜熟记之。

邪在气分，可冀战汗。法宜益胃者，以汗由胃中水谷之气所化，水谷气旺，与邪相并而化汗，邪与汗俱出矣。故仲景用桂枝汤治风伤卫，服汤

---

① 解：崇文书局本、中医书局本此下均有"者"字。

后，令啜稀粥，以助出汗。若胃虚而发战，邪不能出，反从内入也，故要在辨邪之浅深。若邪已入而助胃，是助邪反害矣。故如风寒温热之邪，初在表者，可用助胃以托邪；若暑疫等邪，初受即在膜原，而当胃口，无助胃之法可施，虽虚人亦必先用开达，若误补，其害匪轻也。战解后，肤冷复温，亦不可骤进补药，恐余邪未净复炽也。至气脱之证，尤当细辨。若脉急疾，躁扰不卧，而身热无汗者，此邪正相争，吉凶判在此际。如其正能胜邪却^①，即汗出身凉，脉静安卧矣。倘汗出肤冷，而脉反急疾，躁扰不安，即为气脱之候；或汗已出，而身仍热，其脉急疾而烦躁者，此正不胜邪，即《内经》所云阴阳交，交者死也。

雄按：上第二章以心肺同居膈上，温邪不从外解，易于逆传，故首节言内陷之治，次明救液之法，末言不传营者，可以战汗而解也。第邪既始终流连气分，岂可但以初在表者为释？盖章氏疑益胃为补益胃气，故未能尽合题旨。夫温热之邪，迥异风寒，其感人也，自口鼻入，先犯于肺，不从外解则里结，而顺传于胃，胃为阳土，宜降宜通，所谓腑以通为补也，故下章即有分消走泄，以开战汗之门户云云。可见益胃者，在疏瀹其枢机，灌溉^②汤水，俾邪气松达，与汗偕行，则一战可以成功也。杨云：此与章注均有至理，不可偏废，学者兼观并识，而于临证时择宜而用之，则善矣。即暑疫之邪在膜原者，治必使其邪热溃散，直待将战之时，始令多饮米汤或白汤，以助其作汗之资，审如章氏之言，则疫证无战汗之解矣。且战汗在六七朝，或旬余者居多，岂竟未之见耶？若待补益而始战解者，间亦有之，以其正气素弱耳，然亦必非初在表之候也。

再论气病有不传血分而邪留三焦，亦如唐本作犹之。伤寒中少阳病也。彼则和解表里之半，此则分消上下之势，随证变法，如近时杏、朴、芩^③等类，或如温胆汤［九十七］之走泄。因其仍在气分，犹可望其唐本作犹有。战汗之门户，转疟之机括。唐本有也字。

沈尧封曰：邪气中人，所入之道不一，风寒由皮毛而入，故自外渐及

① 正能胜邪却：崇文书局本、中医书局本均作"正胜邪却"。
② 溉：崇文书局本此下有"乎"字，中医书局本此下有"其"字。
③ 芩：崇文书局本、中医书局本均作"苓"，义长。

于里；温热由口鼻而入，伏于脾胃之膜原，与胃至近，故邪气向外，则由太阳、少阳转出，邪气向里，则径入阳明。

经言三焦膀胱者，腠理毫毛其应。而皮毛为肺之合，故肺经之邪，不入营而传心包，即传于三焦，其与伤寒之由太阳传阳明者不同。伤寒传阳明，寒邪化热，即用白虎等法，以阳明阳气最盛故也。凡表里之气，莫不由三焦升降出入，而水道由三焦而行，故邪初入三焦，或胸胁满闷，或小便不利，此当展其气机，虽温邪不可用寒凉①遏之，如杏、朴、温胆之类，辛平甘苦以利升降而转气机，开战汗之门户，为化疟之丹头，此中妙理，非先生不能道出，以启后学之性灵也。不明此理，一闻温病之名，即乱投寒凉，反使表邪内闭，其热更甚，于是愈治而病愈重，至死而不悟其所以然，良可慨也！

雄按：章氏此释，于理颇通，然于病情尚有未协也。其所云分消上下之势者，以杏仁开上，厚朴宣中，茯苓导下，似指湿温，或其人素有痰饮者而言，故温胆汤亦可用也。杨云：此释精确，胜章注远甚。试以《指南》温、湿各案参之自见。若风温流连气分，下文已云到气才可清气。所谓清气者，但宜展气化以轻清，如栀、芩、蒌、苇等味是也。虽不可遽用寒滞之药，而厚朴、茯苓亦为禁剂。彼一闻温病，即乱投寒凉，固属可慨，汪按：今人畏凉药，并轻清凉解，每多疑虑，至温补升燥，则恣用无忌，实此等医人阶之厉②也③。而不辨其有无湿滞，概用枳、朴，亦岂无遗憾乎？至转疟之机括一言，原指气机通达，病乃化疟，则为邪杀也，从此迎而导之，病自渐愈。奈近日市医，既不知温热为何病，柴、葛、羌、防，随手浪用，且告病家曰：须服几剂柴胡，提而为疟，庶无变端。病家闻之，无不乐从，虽至危殆，犹曰提疟不成，病是犯真，故病家死而无怨，医者误而不悔，彼此梦梦，亦可慨也夫！汪按：此辨尤精当明析，切中时弊④。

又按：五种伤寒，惟感寒即病者为正伤寒，乃寒邪由表而受，治以

---

① 寒凉：崇文书局本、中医书局本均作"凉药"。
② 阶之厉：即"厉阶"。祸端，祸患的由来。
③ 汪按……阶之厉也：崇文书局本、中医书局本均无此注。
④ 汪按……切中时弊：崇文书局本、中医书局本均无此注。

温散①，尤必佐以甘草、姜、枣之类，俾助中气以托邪外出，亦杜外邪而不使内入。倘邪在半表半里之界者，治宜和解，可使转而为疟，其所感之风寒较轻，而入于少阳之经者，不为伤寒，则为正疟，脉象必弦，皆以小柴胡汤为主方。设冬伤于寒而不即病，则为春温夏热之证，其较轻者，则为温疟、瘅疟，轩岐、仲景皆有明训，何尝概以小柴胡汤治之耶？若感受风温、湿温、暑热之邪者，重则为时感，轻则为时疟，而温热、暑湿诸感证之邪气流连者，治之得法，亦可使之转疟而出。统而论之，则伤寒有五，疟亦有五，盖有一气之感证，即有一气之疟疾，不过重轻之别耳。今世温热多而伤寒少，故疟亦时疟多而正疟少。温热暑湿既不可以正伤寒法治之，时疟岂可以正疟法治之哉？其间二日而作者，正疟有之，时疟亦有之，名曰三阴疟，以邪入三阴之经也，不可误解为必属阴寒之病。医者不知五气皆能为疟，颟顸②施治，罕切病情，故世人患疟，多有变证，或至缠绵岁月，以致俗人有疟无正治，疑为鬼祟等说。然以徐洄溪、魏玉横之学识，尚不知此，况其他乎？惟叶氏精于温热、暑湿诸感，故其治疟也，一以贯之。余师其意，治疟鲜难愈之证。曩陈仰山封翁询余曰：君何治疟之神哉，殆别有秘授也？余谓何秘之有，第不惑于昔人之谬论，而辨其为风温，为湿温，为暑热，为伏邪，仍以时感法清其源耳！近杨素园大令重刻余案评云：案中所载多温疟、暑疟，故治多凉解，但温疟、暑疟虽宜凉解，尤当辨其邪之在气在营也。缪仲淳善治暑疟，而用当归、牛膝、鳖甲、首乌等血分药，于阳明证中亦属非法。若湿温为疟，与暑邪夹湿之疟，其湿邪尚未全从热化者，极要留意，况时疟之外，更有瘀血、顽痰、阳维为病等证，皆有寒热如疟之象，最宜谛审。案中诸治略备，阅者还须于凉解诸法中，缕析其同异焉。

　　大凡看法，卫之后方言气，营之后方言血。在卫汗之可也，到气才可唐本作宜。清气，入营唐本作乍入营分。犹可透热转气，唐本作仍转气分而解。如犀角、元参、羚羊角等物，唐本有是也二字。入血唐本作至入于血。就唐本作则。恐耗血动血，直须凉血散血，如生地、丹皮、阿胶、赤芍等物。唐

---

① 散：原作"上"，据崇文书局本、醉六堂本、中医书局本改。
② 颟顸（mānhān）：糊涂，不明事理。

本有是也二字。否则，唐本作若。前后唐本无此二字。不循缓急之法，虑其动手便错，唐本有耳字。反致慌张矣。唐本无此句。

仲景辨六经证治，于一经中，皆有表里浅深之分。温邪虽与伤寒不同，其始皆由营卫，故先生于营卫中，又分气血之浅深，精细极矣。凡温病初感，发热而微恶寒者，邪在卫分；不恶寒而恶热，小便色黄，已入气分矣；若脉数舌绛，邪入营分；若舌深绛，烦扰不寐，或夜有谵语，已入血分矣。邪在卫分，汗之宜辛凉轻解，雄按：首章本文云：初用辛凉轻剂。华岫云注此条云：辛凉开肺，便是汗剂。章氏注此云：宜辛平表散，不可用凉，何谬妄乃尔？今特①正之。清气热不可寒滞，反使邪不外达而内闭，则病重矣。故虽入营，犹可开达，转出气分而解，倘不如此细辨施治，动手便错矣。故先生为传仲景之道脉，迥非诸家之立言所能及也。雄按：诚如君言，何以屡屡擅改初用辛凉之文乎？

雄按：外感温病，如此看法，风寒诸感无不皆然，此古人未达之旨，近惟王清任知之。若伏气温病，自里出表，乃先从血分而后达于气分，芷卿云：论伏气之治，精识直过前人，然金针虽度②，其如粗工之聋聩何？故起病之初，往往舌润而无苔垢，但察其脉软而或弦，或微数，口未渴而心烦恶热，即宜投以清解营阴之药，迨邪从气分而化，苔始渐布③，然后再清其气分可也。伏邪重者，初起即舌绛咽干，甚有肢冷脉伏之假象，亟宜大清阴分伏邪，继必厚腻黄浊之苔渐生，此伏邪与新邪先后不同处。更有邪伏深沉，不能一齐外出者，虽治之得法，而苔退舌淡之后，逾一二日舌复干绛，苔复黄燥，正如抽蕉剥茧，层出不穷，不比外感温邪，由卫及气，自营而血也。杨云：阅历有得之言，故语语精实，学者所当领悉也。秋月伏暑证，轻浅者邪伏膜原，深沉者亦多如此，苟阅历不多，未必知其曲折乃尔也。附识以告留心医学者。余医案中，凡先治血分后治气分者，皆伏气病也，虽未点明，读者当自得之。

且吾吴湿邪害人最广，唐本作多。如面色白者，须要顾其阳气，湿胜

---

① 特：崇文书局本、中医书局本均无此字。

② 金针虽度：语出"金针度人"。即把某种技艺的秘法、诀窍传授给别人。

③ 布：原作"平"，据崇文书局本、中医书局本改。

则阳微也，法应清凉，唐本法上有如字。然唐本作用。到十分之六七，即不可过于寒唐本无此二字。凉，恐成功反弃，何以故耶？唐本无此二句，有盖恐二字。湿热一去，阳亦衰微也。面色苍者，须要顾其津液，清凉到十分之六七，往往热减身寒者，不可就唐本作便。云虚寒，而投补剂，恐炉烟虽息，灰中有火也。须细察精详，方少少与之，慎不可直率唐本作漫然。而往唐本作进。也。又有酒客里湿素盛，外邪入里，里湿为合。唐本作与之相搏。在阳旺之躯，胃湿恒多；在阴盛之体，脾湿亦不少，然其化热则一。热病救阴犹易，通阳最难，救阴不在唐本有补字。血，而在津与汗，唐本作养津与测汗。通阳不在温，而在利小便。然唐本无此字。较之杂证，则唐本无此字。有不同也。

六气之邪，有阴阳不同，其伤人也，又随人身之阴阳强弱变化而为病。面白阳虚之人，其体丰者，本多痰湿①，若受寒湿之邪，非姜、附、参、苓不能去，若湿热亦必黏滞难解，须通阳气以化湿，若过凉则湿闭而阳更困矣；面苍阴虚之人，其形瘦者，内火易动，湿从热化，反伤津液，与阳虚治法正相反也。胃湿、脾湿，虽化热则一，而治法有阴阳不同，如仲景云：身黄如橘子色而鲜明者，此阳黄胃湿，用茵陈蒿汤［十七］；其云色如熏黄而沉晦者，此阴黄脾湿，用栀子柏皮汤［十六］，或后世之二妙散［三十四］亦可。救阴在养津，通阳在利小便，发古未发之至理也。测汗者，测之以审津液之存亡，气机之通塞也。雄按：热胜于湿，则黄如橘子色而鲜明；湿胜于热，则色沉晦而如熏黄。皆属阳证，而非阴黄也。

雄按：所谓六气，风、寒、暑、湿、燥、火也。分其阴阳，则《素问》云，寒暑六入，暑统风火，阳也；寒统燥湿，阴也。言其变化，则阳中惟风无定体，有寒风，有热风，阴中则燥湿二气，有寒有热。至暑乃天之热气，流金烁石，纯阳无阴。或云阳邪为热，阴邪为暑者，甚属不经②。经云：热气大来，火之胜也。阳之动，始于温，盛于暑，盖在天为热，在地为火，其性为暑，是暑即热也，并非二气。或云暑必③兼湿者，亦误也。

---

① 湿：崇文书局本、中医书局本均作"证"。
② 经：中医书局本作"合"。
③ 必：原作"为"，据崇文书局本、醉六堂本、中医书局本改。

暑与湿原是二气，虽易兼感，实非暑中必定有湿也。譬如暑与风亦多兼感，岂可谓暑中必有风耶？若谓热与湿合，始名为暑，然则寒与风合，又将何称？更有妄立阴暑、阳暑之名者，亦属可笑。如果暑必兼湿，则不可冠以阳字。若知暑为热气，则不可冠以阴字。其实彼所谓阴者[①]，即夏月之伤于寒湿者耳。设云暑有阴阳，则寒亦有阴阳矣。不知寒者水之气也，热者火之气也，水火定位，寒热有一定之阴阳。寒邪传变，虽能化热，而感于人也，从无阳寒之说。人身虽有阴火，而六气中不闻有寒火之名。暑字从日，日为天上之火；寒字从冰，冰为地下之水。暑邪易入心经，寒邪先犯膀胱，霄壤不同，各从其类，故寒暑二气，不比风、燥、湿有可阴可阳之不同也。况夏秋酷热，始名为暑，冬春之热，仅名为[②]温，而风、寒、燥、湿皆能化火。今曰六气之邪，有阴阳之不同，又随人身之阴阳变化，毋乃太无分别乎？至面白体丰之人，即病湿热，应用清凉，本文业已明言，但病去六七，不可过用寒凉耳，非谓病未去之初不可用凉也。今云与面苍形瘦之人，治法正相反，则未去六七之前，亦当如治寒湿之用姜、附、参、术矣。阳奉阴违，殊乖诠释之体，若脾湿阴黄，又岂栀柏汤苦寒纯阴之药可治哉？本文云救阴不在血，而在津与汗，言救阴须用充液之药，以血非易生之物，而汗需津液以化也。唐本于血、津上加补、养字，已属蛇足，于汗上加测字，则更与救字不贯，章氏仍之陋矣。上第三章。

又按：寒、暑、燥、湿、风，乃五行之气，合于五脏者也。惟暑独盛于夏令，火则四时皆有。析而言之，故曰六气。然三时之暖燠，虽不可以暑称之，亦何莫非丽日之煦照乎？须知暑即日之气也，日为众阳之宗，阳燧承之，火立至焉。以五行论，言暑则火在其中矣，非五气外另有一气也。若风、寒、燥、湿悉能化火，此由郁遏使然，又不可与天之五气统同而论矣。

又按：茅雨人云：本文谓湿胜则阳微，其实乃阳微故致湿胜也。此辨极是，学者宜知之。

再论三焦不得唐本无此字。从外解，必致成唐本无此字。里结，里结于

① 者：崇文书局本、中医书局本均作"暑"。

② 为：崇文书局本、中医书局本均作"曰"。

何？在阳明胃与肠也。亦须用下法，不可以气血之分，_{就唐本作谓其。}不可下也。_{但唐本作惟。}伤寒邪热在里，劫烁津液，下之宜猛；此多湿邪内搏，下之宜轻。伤寒大便溏，为邪已尽，不可再下；湿温病大便溏，为邪未尽，必大便硬，慎_{唐本作乃}为无湿始。不可再攻也，以粪燥为无湿矣。_{唐本无此句。}

胃为脏腑之海，各脏腑之邪，皆能归胃，况三焦包罗脏腑，其邪之入胃尤易也。伤寒化热，肠胃干结，故下宜峻猛。湿热凝滞，大便本不干结，以阴邪瘀闭不通，若用承气猛下，其行速而气徒伤，湿仍胶结不去，故当轻法频下，如下文所云小陷胸、泻心等，皆为轻下之法也。

雄按：伤寒化热，固是阳邪，湿热凝滞者，大便虽不干结，黑如胶漆者有之，岂可目为阴邪？谓之浊邪可也。惟其误为阴邪，故复援温脾汤下寒实之例，而自诩下阳虚之湿热，为深得仲景心法，真未经临证之言也。似是而非，删去不录。

再人之体，脘在腹上，其地位处于中，_{唐本作其位居中。}按之痛，或自痛，或痞胀，当用苦泄，以其入腹近也。必验之于舌，或黄或浊，可与小陷胸汤［二十二］，或泻心汤［三十五至三十八］，随证治之。或_{唐本作若。}白不燥，或黄白相兼，或灰白不渴，慎不可乱投苦泄。其中有外邪未解，里①先结者，或邪郁未伸，或素属中冷者，虽有脘中痞闷，宜从开泄，宣通气滞，以达归于肺，如近俗_{唐本作世。}之杏、蔻、橘、桔等，是轻苦微辛，_{唐本无是字。}具流动之品可耳。

此言苔白为寒，不燥则有痰湿，其黄白相兼，灰白而不浊者，皆阳气不化，阴邪壅滞，故不可乱投苦寒滑泄，以伤阳也。其外邪未解而里先结，故苔黄白相兼而脘痞，皆宜轻苦微辛，以宣通其气滞也。

雄按：凡视温证，必察胸脘，如拒按者，必先开泄，若苔白不渴，多夹痰湿，轻者橘、蔻、菖②、薤，重者枳实、连、夏，皆可用之。虽舌绛神昏，但胸下拒按，即不可率投凉润，必参以辛开之品，始有效也。上第四章，唐本并以第十一章连为一章，今订正之。连上章皆申明邪在气分之治

---

① 里：原作"表"，据崇文书局本、中医书局本改。
② 菖：崇文书局本、中医书局本均作"姜"。

法，而分别营卫气血之浅深，身形肥瘦之阴阳，苔色黄白之寒热，可谓既详且尽矣。而下又申言察苔以辨证，真千古开群矇也。

再唐本无此字。前云舌黄或渴①，唐本此下有当用陷胸、泻心六字。须要有地之黄，若光滑者，乃无形湿热，中有虚象，唐本作已有中虚之象。大忌前法。其脐以上为大腹，或满或胀或痛，此必邪已入里矣，唐本无矣字。表证必无，或十只存一，唐本作或存十之一二。亦要唐本作须。验之于舌。或黄甚，或如沉香色，或如灰黄色②，或老黄色，或中有断纹，皆当下之，如小承气汤［三十九］，用槟榔、青皮、枳实、元明粉、生首乌等。唐本此下有皆可二字。若未见此等舌，不宜用此等法。唐本作药。恐其中有湿聚太阴为满，或寒湿错杂为痛，或气壅为胀，又当以别法治之。唐本有矣字。

舌苔如地上初生之草，必有根，无根者为浮垢，刮之即去，乃无形湿热而胃无结实之邪，故云有中虚之象。若妄用攻泻伤内，则表邪反陷，为难治矣。即使有此等舌苔，亦不宜用攻泻之药。又如湿为阴邪，脾为湿土，故脾阳虚则湿聚腹满，按之不坚，虽见各色舌苔而必滑，色黄为热，白为寒，总当扶脾燥湿为主，热者佐凉药，寒者非大温，其湿不能去也。若气壅为胀，皆有虚实寒热之不同，更当辨别，以利气、和气为主治也。

雄按：上第五章，唐本移作第六章，今订正之。章氏所释白为寒，非大温，其湿不去，是也。然苔虽白而不燥，还须问其口中和否，如口中自觉黏腻，则湿渐化热，仅可用厚朴、槟榔等苦辛微温之品。口中苦渴者，邪已化热，不但大温不可用，必改用淡渗、苦降、微凉之剂矣。或渴喜热饮者，邪虽化热而痰饮内盛也，宜温胆汤加黄连。杨云：原论已极郑重周详，此更辨别疑似，细极毫芒，可见心粗胆大者，必非真学问人也。

再黄苔不甚厚而滑者，热未伤津，犹可清热透表。若虽薄而干者，邪虽去而津受伤也，苦重之药当禁，宜甘寒轻剂可也。唐本可也作养之。

热初入营，即舌绛苔黄，其不甚厚者，邪结未深，故可清热，以辛开之药从表透发。舌滑而津未伤，得以化汗而解。若津伤舌干，虽苔薄邪轻，亦必秘结难出，故当先养其津，津回舌润，再清余邪也。

---

① 渴：崇文书局本、中医书局本均作"浊"。
② 或如灰黄色：崇文书局本无此句。

雄按：上第六章，唐本移作第七章，今订正之。此二章论黄苔各证治法之不同。

再论其热传营，舌色必绛。绛，深红色也。初传绛色中兼黄白色，此气分之邪未尽也，泄卫透营，两和可也。纯绛鲜色者，包络受病唐本作邪。也，宜犀角、鲜生地、连翘、郁金、石菖蒲等。唐本此下有清泄之三字。延之数日，或平素心虚有痰，外热一陷，里络就唐本作即。闭，非菖蒲、郁金等[①]所能开，须用牛黄丸［四十］、至宝丹［四十一］之类以开其闭，恐其昏厥为痉也。

何报之曰：温热病一发，便壮热烦渴，舌正赤而有白苔者，虽滑即当清里，切忌表药。

绛者，指舌本也；黄白者，指舌苔也。舌本通心脾之气血，心主营，营热故舌绛也。脾胃为中土，邪入胃则生苔，如地上生草也。然无病之人，常有微薄苔如草根者，即胃中之生气也。杨云：论舌苔之源甚佳。若光滑如镜，则胃无生发之气，如不毛之地，其土枯矣。胃有生气而邪入之，其苔即长厚，如草根之得秽浊而长发也，故可以验病之虚实寒热，邪之浅深轻重也。脾胃统一身之阴阳，营卫主一身之气血，故脾又为营之源，胃又为卫之本也。苔兼白，白属气，故其邪未离气分，可用泄卫透营，仍从表解，勿使入内也。纯绛鲜泽者，言无苔色，则胃无浊结，而邪已离卫入营，其热在心包也。若平素有痰，必有舌苔。雄按：绛而泽者，虽为营热之征，实因有痰，故不甚干燥也。问若胸闷者，尤为痰据，不必定有苔也。菖蒲、郁金，亦为此设。若竟无痰，必不甚泽。其心虚血少者，舌色多不鲜赤，或淡晦无神，邪陷多危而难治，于此可卜吉凶也。若邪火盛而色赤，宜牛黄丸；痰湿盛而有垢浊之苔者，宜至宝丹。略参拙意。

雄按：上第七章，唐本移为第八章，今订正之。连下二章，辨论种种舌绛证治，是统风温、湿温而言也。

再色绛而舌中心干者，乃心胃火燔，劫烁津液，即黄连、石膏，亦可加入。若烦渴烦热，舌心干，四边色红，中心或黄或白者，此非血分也，

---

① 等：崇文书局本、中医书局本均无此字。

乃上焦气热烁津，急用凉膈散［四十二］散其无形之热，再看其后转变可也，慎勿用血药以滋腻难散。至舌绛望之若干，手扪之原有津液，此津亏湿热熏蒸，将成浊痰，蒙闭心包也。

热已入营，则舌色绛，胃火烁液，则舌心干，加黄连、石膏于犀角、生地等药中，以清营热而救胃津，即白虎加生地之例也。雄按：此节章氏无注，今补释之。

其舌四边红而不绛，中兼黄白而渴，故知其热不在血分，而在上焦气分，当用凉膈散清之，勿用血药引入血分，反难解散也。盖胃以通降为用，若营热蒸其胃中，浊气成痰，不能下降，反上熏而蒙蔽心包，望之若干，扪之仍湿者，是其先兆也。

雄按：上第八章，唐本与第九章，颠倒窜乱，今订正之。

再有热传营血，其人素有瘀伤宿血在胸膈中，挟热而搏，唐本无此四字[1]。其舌色必紫而暗，扪之湿，当加入散血之品，如琥珀、丹参、桃仁、丹皮等。不尔，瘀血与热为伍，阻遏正气，遂变如狂、发狂之证。若紫而肿大者，乃酒毒冲心；若紫而干晦者，肾肝色泛也，难治。

何报之曰：酒毒内蕴，舌必深紫而赤，或干涸。若淡紫而带青滑，则为寒证矣，须辨。

舌紫而暗，暗即晦也，扪之潮湿不干，故为瘀血。其晦而干者，精血已枯，邪热乘之，故为难治。肾色黑，肝色青，青黑相合而见于舌，变化紫晦，故曰肾肝色泛也。雄按：此舌虽无邪热，亦难治。酒毒冲心，急加黄连清之。

雄按：此节唐本作第十章[2]。

舌色绛而上有黏腻似苔非苔者，中夹秽浊之气，急加芳香逐之；舌绛欲伸出口而抵齿难骤伸者，痰阻舌根，有内风也；舌绛而光亮，胃阴亡也，急用甘凉濡润之品；若舌绛而干燥者，火邪劫营，凉血清火为要；舌绛而有碎点白黄者，当生疳也；大红点者，热毒乘心也，用黄连、金汁；其有虽绛而不鲜，干枯而痿者，肾阴涸也，急以阿胶、鸡子黄、地黄、天

---

① 唐本无此四字：崇文书局本、中医书局本均无此句。
② 章：崇文书局本、中医书局本此下均有"而无挟热而搏"六字。

冬等救之，缓则恐涸极而无救也。

尤拙吾曰：阳明津涸，舌干口燥者，不足虑也，若并亡其阳则殆矣。少阴阳虚，汗出而厥者，不足虑也，若并亡其阴则危矣。是以阳明燥渴能饮冷者生，不能饮者死。少阴厥逆，舌不干者生，干者死。

夹秽者，必加芳香以开降胃中浊气而清营热矣。痰阻舌根，由内风之逆，则开降中又当加辛凉咸润以息内风也。脾肾之脉，皆连舌本，亦有脾肾气败而舌短不能伸者，其形貌面色，亦必枯瘁，多为死证，不独风痰所阻之故也。其舌不鲜，干枯而痿，肾阴将涸，亦为危证。而黄连、金汁，并可治瘖也。

雄按：光绛而胃阴亡者，炙甘草汤〔十三〕去姜、桂加石斛，以蔗浆易饴糖；干绛而火邪劫营者，晋三犀角地黄汤〔四十三〕加元参、花粉、紫草、银花、丹参、莲子心、竹叶之类；若尤氏所云不能饮冷者，乃胃中气液两亡，宜复脉汤原方。汪按：以蔗浆易饴糖，巧妙绝伦。盖温证虽宜甘药，又不可滞中也。

其有舌独中心绛干者，此胃热心营受灼也，当于清胃方中加入清心之品，否则延及于尖，为津干火盛也。舌尖绛独干，此心火上炎，用导赤散〔四十四〕泻其腑。

其干独在舌心、舌尖，又有热邪在心、兼胃之别。尖独干是心热，其热在气分者必渴，以气热劫津也；热在血分，其津虽耗，其气不热，故口干而不渴也。多饮能消水者为渴，不能多饮，但欲略润者为干。又如血分无热而口干者，是阳气虚，不能生化津液，与此大不同也。

雄按：上第九章，唐氏窜入第八章，今厘正之。舌心是胃之分野，舌尖乃心之外候，心胃两清，即白虎加生地、黄连、犀角、竹叶、莲子心也。津干火盛者，再加西洋参、花粉、梨汁、蔗浆可耳。心火上炎者，导赤汤入童溲尤良。

再舌苔白厚而干燥者，此胃燥气伤也，滋润药中加甘草，令甘守津还之意。舌白而薄者，外感风寒也，当疏散之。若白干薄唐本作白薄而干。者，肺津伤也，加麦门冬、花露、芦根汁等轻清之品，为上者上之也。若白苔绛底唐本作苔白而底绛。者，湿遏热伏也，当先泄湿透热，防其就唐本作即。干也，勿忧之，唐本作此可勿忧。再从里唐本下有而字。透于外，则变润矣。初病舌就唐木作即。干，神不昏者，急加养正透邪之药；若神已昏，此内匮矣，唐本矣字在下句之末。不可救药。

苔白而厚，本是浊邪，干燥伤津，则浊结不能化，故当先养津而后降浊也。肺位至高，肺津伤必用轻清之品，方能达肺，若气味厚重而下走，则反无涉矣，故曰上者上之也。雄按：此释甚明白，何以第二章释为因地制宜，而讥他人效颦也？湿遏热伏，必先用辛开苦降以泄其湿，湿开热透，故防舌干，再用苦辛甘凉从里而透于外，则胃气化而津液输布，舌即变润，自能作汗，而热邪亦可随汗而解。若初病舌即干，其津气素竭也，急当养正，略佐透邪。若神已昏，则本元败而正不胜邪，不可救矣。雄按：有初起舌干而脉滑脘闷者，乃痰阻于中而液不上潮，未可率投补益也。

又不拘何色，舌上生芒刺者，皆是上焦热极也。当用青布拭冷薄荷水揩之，即去者轻，旋即生者险矣。

生芒刺者，苔必焦黄，或黑无苔者，舌必深绛。其苔白或淡黄者，胃无大热，必无芒刺，或舌尖或两边有小赤瘰，是营热郁结，当开泄气分以通营清热也。上焦热极者，宜凉膈散〔四十二〕主之。

雄按：秦皇士云：凡渴不消水，脉滑不数，亦有舌苔生刺者，多是表邪夹食，用保和加竹沥、莱菔汁，或栀豉加枳实并效。若以寒凉抑郁，则谵语发狂愈甚，甚则口噤不语矣。有斑疹内伏，连用升提而不出，用消导而斑出神清者。若荤腥油腻，与邪热斑毒纽结不解，唇舌焦裂，口臭牙疳，烦热昏沉，与以寻常消导，病必不解，徒用清里，其热愈甚，设用下夺，其死更速，惟用升麻葛根汤以宣发之，重者非升麻清胃汤不能清理肠胃血分中之膏粱积热，或再加山楂、槟榔，多有生者。愚谓病从口入，感证夹食为患者不少，秦氏著《伤寒大白》，于六法外特补消导一门，未为无见。所用莱菔汁，不但能消痰食，即燥火闭郁，非此不清，用得其当，大可起死回生，郭云台极言其功。余每与海蛇①同用，其功益懋②。

舌苔不燥，自觉闷极者，属脾湿盛也。或有伤痕血迹者，必问曾经搔

---

① 海蛇（zhà 乍）：海蜇。
② 懋（mào 茂）：盛大也。

挖否，不可以有血而便为枯证，仍从湿治可也。再有神情清爽，舌胀大不能出口者，此脾湿胃热郁极化风，而毒延口也，用大黄磨入当用剂内，则舌胀自消矣。

何报之曰：凡中宫有痰饮水血者，舌多不燥，不可误认为寒也。

三焦升降之气，由脾鼓运，中焦和则上下气顺，脾气弱则湿自内生，湿盛而脾不健运，浊壅不行，自觉闷极，虽有热邪，其内湿盛，而舌苔不燥，当先开泄其湿，而后清热，不可投寒凉以闭其湿也。神情清爽而舌胀大，故知其邪在脾胃，若神不清，即属心脾两脏之病矣。邪在脾胃者，唇亦必肿也。

雄按：上第十章，唐氏析首节为第五章，次节为第十二章，末节为第十三章，今并订正。

再唐本作又有。舌上白苔黏腻，吐出浊厚涎沫，口必甜味也，唐本作其口必甜。为脾瘅病，唐本作此为脾瘅。乃湿热气聚，与谷气相搏，土有余也。盈满则上泛，当用省头草唐本作佩兰叶。芳香①辛散以逐之则退。唐本无此二字。若舌上苔如碱者，胃中宿滞夹浊秽郁伏，当急急开泄，否则闭结中焦，不能从膜原达出矣。

脾瘅而浊泛口甜者，更当视其舌本。如红赤者为热，当辛通苦降以泄浊；如色淡不红，由脾虚不能摄涎而上泛，当健脾以降浊也。苔如碱者，浊结甚，故当急急开泄，恐内闭也。

雄按：浊气上泛者，涎沫厚浊，小溲黄赤；脾虚不摄者，涎沫稀黏，小溲清白，见证迥异。虚证宜温中以摄液，如理中〔四十五〕或四君〔四十六〕加益智之类可也。何亦以降浊为言乎？疏矣。上第十一章，唐氏并入第四章，今订正之。此二章辨别种种白苔证治之殊，似兼疫证之舌苔而详论之，试绎之，则白苔不必尽属于寒也。

若唐本无此字。舌无苔，而有如烟煤隐隐者，不渴肢寒，知夹阴病。唐本移二句在若润者上。如口渴烦热，唐本下有而燥者三字。平时胃燥舌唐本无舌字。也，不可攻之。若燥者，唐本作宜。甘寒益胃；若唐本此下有不渴肢寒而

---

① 香：原作"草"，据崇文书局本、中医书局本改。

五字。润者，甘温扶中。此何唐本此下有以字。故？外露而里无也。

凡黑苔，大有虚实寒热之不同，即黄白之苔，因食酸味，其色即黑，尤当问之。雄按：此名染苔，食橄榄能黑，食枇杷白苔能黄之类，皆不可不知也。其润而不燥，或无苔如烟煤者，正是肾水来乘心火，其阳虚极矣。若黑而燥裂者，火极变水，色如焚木成炭而黑也。虚实不辨，死生反掌耳。雄按：虚寒证虽见黑苔，其舌色必润，而不紫赤，识此最为秘诀。

雄按：更有阴虚而黑者，苔不甚燥，口不甚渴，其舌甚赤，或舌心虽黑无甚苔垢，舌本枯而不甚赤，证虽烦渴便秘，腹无满痛，神不甚昏，俱宜壮水滋阴，不可以为阳虚也。若黑苔望之虽燥而生刺，但渴不多饮，或不渴，其边或有白苔，其舌本淡而润者，亦属假热，治宜温补。其舌心并无黑苔，而舌根有黑苔而燥者，宜下之，乃热在下焦也。若舌本无苔，惟尖黑燥，为心火自焚，不可救药。上第十二章，唐本移为第十四章，今订正之。

若唐本无此字。舌黑而滑者，水来克火，为阴证，当温之。若见短缩，此肾气竭也，为难治，欲救之，唐本作惟。加人参、五味子，勉希唐本作或救。万一。舌黑而干者，津枯火炽，急急泻南补北。若唐本此下有黑字。燥而中心厚瘪唐本无此字。者，土燥水竭，急以咸苦下之。

何报之曰：暑热证夹血，多有中心黑润者，勿误作阴证治之。

黑苔而虚寒者，非桂、附不可治，佐以调补气血，随宜而施。若黑燥无苔，胃无浊邪，雄按：非无苔也，但不厚耳。故当泻南方之火，补北方之水，仲景黄连阿胶汤［四］主之。黑燥而中心厚者，胃浊邪热干结也，宜用硝、黄咸苦下之矣。

雄按：上第十三章，唐本移为第十五章，今订正之。此二章言黑苔[1]证治之[2]有区别也。

又按：茅雨人云：凡起病发热胸闷，遍舌黑色而润，外无险恶情状，此胸膈素有伏痰也，不必张皇，止用薤白、瓜蒌、桂枝、半夏一剂，黑苔即退，或不用桂枝，即枳壳、桔梗亦效。

---

① 苔：崇文书局本、中医书局本此下均有"之"字。
② 之：崇文书局本、中医书局本均作"必"。

舌淡红无色者，或干而色不荣者，当是胃津伤而气无化液也，当用炙甘草汤［十三］，不可用寒凉药。

何报之曰：红嫩如新生，望之似润而燥渴殆甚者，为妄行汗下，以致津液竭也。

淡红无色，心脾气血素虚也，更加干而色不荣，胃中津气亦亡也，故不可用苦寒药，炙甘草汤养气血以通经脉，其邪自可渐去矣。

雄按：上第十四章，唐氏移为第十一章，今订正之。此章言虚多邪少之人舌色如是，当培气液为先也。

若舌白如粉而滑，四边色紫绛者，温疫病初入膜原，未归胃腑，急急透解，莫待传陷而入，为险恶之病。且见此舌者，病必见凶，须要小心。凡斑疹初见，须用纸拈照，见胸背两胁，点大而在皮肤上者为斑；或云头隐隐，或琐碎小粒者为疹。又宜见而不宜见多。按：方书谓斑色红者属胃热，紫者热极，黑者胃烂，然亦必看外证所合，方可断之。

温疫白苔如积粉之厚，其秽浊重也。舌本紫绛，则邪热为浊所闭，故当急急透解，此五疫中之湿疫，又可主以达原饮，亦须随证加减，不可执也。舌本紫绛，热闭营中，故多成斑疹。斑从肌肉而出，属胃；疹从血络而出，属经。其或斑疹齐见，经胃皆热，然邪由膜原入胃者多，或兼风热之入于经络，则有疹矣。不见则邪闭，故宜见；多见则邪重，故不宜多。但斑疹亦有虚实，虚实不明，举手杀人，故先生辨之如后。

雄按：温热病舌绛而白苔满布者，宜清肃肺胃。更有伏痰内盛，神气昏瞀者，宜开痰为治。黑斑蓝斑，亦有可治者。余治胡季权、姚禄皆二案，载《续编》。徐月岩室案，附曾大父 [①]《随笔》[②] 中。

然而春夏之间，湿病俱发疹为甚，且其色要辨。唐本无此句。如淡红色，四肢清，口不甚渴，脉不洪数，非虚斑即阴斑。或胸微见数点，面赤足冷，或下利清谷，此阴盛格阳于上而见，当温之。

此专论斑疹，不独温疫所有，且有虚实之迥别也。然火不郁不成斑疹，若虚火力弱而色淡，四肢清者微冷也，口不甚渴，脉不洪数，其非实

---

① 曾大父：即曾祖父。
② 随笔：即《重庆堂随笔》，由王士雄之曾祖父王秉衡原著。

火可征矣，故曰虚斑；若面赤足冷，下利清谷，此阴寒盛格拒其阳于外，内真寒，外假热，郁而成斑，故直名为阴斑也，须附、桂引火归元，误投凉药即死，实火误补亦死，最当详辨也。

若斑色紫唐本下有而字。小点者，心包热也；点大而紫，胃中热也。黑斑而光亮者，热胜毒盛，唐本作热极毒炽。虽属不治。若其人气血充者，或依法治之尚可救，若黑而晦者，必死。若黑而隐隐，四旁赤色，火郁内伏，大用清凉透发，间有转红成可救者。若夹斑带疹，皆是邪之不一，各随其部而泄。然斑属血者恒多，疹属气者不少。斑疹皆是邪气外露之象，发出唐本下有之时二字。宜神情清爽，为外解里和之意；如斑疹出而昏者，正不胜邪，内陷为患，或胃津内涸之故。

此论实火之斑疹也。点小即是从血络而出之疹，故热在心包；点大从肌肉而出为斑，故热在胃。黑而光亮者，元气犹充，故或可救；黑暗则元气败，必死矣。四旁赤色，其气血尚活，故可透发也。斑疹夹杂，经胃之热，各随其部而外泄，热邪入胃[1]，本属气分，见斑则邪属于血者多矣，疹从血络而出，本属血分，然邪由气而闭其血，方成疹也，必当两清气血以为治也。既出而反神昏，则正不胜邪而死矣。

雄按：上第十五章详论温疫中斑疹证治之不同，唐氏移为第十六章，今订正之。

再有一种白㾦，小粒如水晶色者，杨云：平人夏月亦间有之。此湿热伤肺，邪虽出而气液枯也，必得甘药补之。或未至久延，伤及气液，乃湿郁卫分，汗出不彻之故，当理气分之邪。或白如枯骨者多凶，为气液竭也。

雄按：湿热之邪郁于气分，失于轻清开泄，幸不传及他经，而从卫分发白㾦者，治当清其气分之余邪。邪若久郁，虽化白㾦，而气液随之以泄，故宜甘濡以补之。苟色白如枯骨者，虽补以甘药，亦恐不及也。上第十六章，唐氏移为第十七章，今订正之。

杨按：湿热素盛者多见此证，然在温病中为轻证，不见有他患。其白如枯骨者，未经阅历，不敢臆断。

---

① 胃：原作"肾"，据崇文书局本、中医书局本改。

汪按：白痦前人未尝细论，此条之功不小。白如枯骨者，余曾见之，非惟不能救，并不及救，故俗医一见白痦，辄以危言恐吓病家，其实白如水晶色者，绝无紧要，吾见甚多，然不知甘濡之法，反投苦燥升提①，则不枯者亦枯矣。

再温热之病，看舌之后，亦须验齿。齿为肾之余，龈为胃之络，热邪不燥胃津，必耗肾液，且二经之血，皆走其地，病深动血，结瓣于上。阳血者，色必紫，紫如干漆；阴血者，色必黄，黄如酱瓣。阳血若见，安胃为主；阴血若见，救肾为要。然豆瓣色者多险，若证还不逆者，尚可治，否则难治矣。何以故耶？盖阴下竭，阳上厥也。

肾主骨，齿为骨之余，故齿浮龈不肿者，为肾火水亏也。胃脉络于上龈，大肠脉络于下龈，皆属阳明，故牙龈肿痛，为阳明之火。若湿入胃，则必连及大肠，血循经络而行，邪热动血而上结于龈。紫者为阳明之血，可清可泻；黄者为少阴之血，少阴血伤为下竭，其阳邪上亢而气厥逆，故为难治也。

雄按：上第十七章，唐氏移作第十八章，今订正之。

齿若光燥如石者，胃热甚也。若无汗恶寒，卫偏胜也，辛凉泄卫透汗为要。若如枯骨色者，肾液枯也，为难治。若上半截润，水不上承，心火上炎也，急急清心救水，俟枯处转润为妥。

胃热甚而反恶寒者，阳内郁而表气不通，故无汗而为卫气偏胜，当泄卫以透发其汗，则内热即从表散矣。凡恶寒而汗出者，为表阳虚，腠理不固，虽有内热，亦非实火矣。齿燥有光者，胃津虽干，肾气未竭也；如枯骨者，肾亦败矣，故难治也。上半截润，胃津养之；下半截燥，由肾水不能上滋其根，而心火燔灼，故急当清心救水，仲景黄连阿胶汤［四］主之。

若咬牙啮②齿者，湿热化风痉病。但咬牙者，胃热气走其络也。若咬牙而脉证皆衰者，胃虚无谷以内荣，亦咬牙也。何以故耶？虚则喜实也。

---

① 升提：崇文书局本、中医书局本均作"温升"。
② 啮（niè 聂）：咬。

舌本不缩而硬，而牙关咬定难开者①，此非风痰阻络，即欲作痉证，用酸物擦之即开，木来泄土故也。

牙齿相啮者，以内风鼓动也；但咬不啮者，热气盛而络满，牙关紧急也。若脉证皆虚，胃无谷养，内风乘虚袭之，入络而亦咬牙，虚而反见实象，是谓虚则喜实，当详辨也。又如风痰阻络为邪实，其热盛化风欲作痉者，或由伤阴而夹虚者，皆当辨也。

雄按：上第十八章，唐氏移作第十九章，今订正之。

若齿垢如灰糕样者，胃气无权，津亡湿浊用事，多死。而初病齿缝流清血痛者，胃火冲激也；不痛者，龙火内燔也。齿焦无垢者，死。齿焦有垢者，肾热胃劫也。当微下之，或玉女煎［四十七］清胃救肾可也。

齿垢由肾热蒸胃中浊气所结，其色如灰糕，则枯败而津气俱亡，肾胃两竭，惟有湿浊用事，故死也。齿缝流清血，因胃火者出于龈，胃火冲激故痛，不痛者出于牙根，肾火上炎故也。齿焦者肾水枯，无垢则胃液竭，故死。有垢者火盛而气液未竭，故审其邪热甚者，以调胃承气微下其胃热。肾水亏者，玉女煎清胃滋肾可也。

雄按：上第十九章，唐氏移作第二十章，今订正之。以上三章，言温热诸证，可验齿而辨其治也。真发从来所②未发，是于舌苔之外，更添一秘诀，并可垂为后世法，读者苟能隅反，则岂仅能辨识温病而已哉？

再妇人病温，与男子同，但多胎前产后，以及经水适来适断。大凡胎前病，古人皆以四物［四十八］加减用之，谓护胎如？岐伯曰：有故无③殒，亦无殒也。大积大聚，其可犯也，衰其大半而止，不可过为要，恐来害妊。如热极用井底泥，蓝布浸冷，覆盖腹上等，皆是保护之意，但亦要看其邪之可解处。用血腻之药不灵，又当省察，不可认板法。然须步步保护胎元，恐损正邪陷也。

保护胎元者，勿使邪热入内伤胎也。如邪犹在表分，当从开达外解，倘执用四物之说，则反引邪入内，轻病变重矣。杨云：此释极为明通。故必

---

① 者：崇文书局本、中医书局本均作"也"。

② 所：崇文书局本、中医书局本均作"之"。

③ 无：原作"有"，据《内经》原文及崇文书局本、醉六堂本、中医书局本改。

审其邪之浅深而治，为至要也。若邪热逼胎，急清内热为主，如外用泥布等盖覆，恐攻热内走，反与胎碍，更当详审，勿轻用也。总之清热解邪，勿使伤动其胎，即为保护，若助气和气以达邪，犹可酌用，其补血腻药，恐反遏其邪也。雄按：此说固是，然究是议药不议病矣。如温热已烁营阴，则地黄未尝不可用。且《内经》曰：妇人重身，毒之何也。故如伤寒阳明实热证，亦当用承气下之，邪去则胎安也。盖病邪浅则在经，深则在腑，而胎系于脏，攻其经腑，则邪当其药，与脏无碍，雄按：此释极通，而竟忘却温热传营入血之证。本文但云不可认板法，非谓血药无可用之证也。若妄用补法以闭邪，则反害其胎矣。倘邪已入脏，虽不用药，其胎必殒而命难保。雄按：亦须论其邪入何脏。所以经言有故无殒者，谓其邪未入脏，攻其邪亦无殒胎之害也。杨云：有故无殒者，有病则病当之也，不必增入邪未入脏之说以滋荧惑。故[1]要在辨证明析，用法得当，非区区四物所能保胎者也。故先生曰：须看其邪之可解处，不可认板法，至哉言乎！

至于产后之法，按方书谓慎用苦寒，恐伤其已亡之阴也。然亦要辨其邪能从上中解者，稍从证用之，亦无妨也，不过勿犯下焦，且属虚体，当如虚怯人病邪而治。总之无犯实实虚虚之禁。况产后当气血沸腾之候，最多空窦，邪势必乘虚内陷，虚处受邪为难治也。雄按：余医案中所载产后温热诸证治，皆宜参阅，兹不赘。

徐洄溪曰：产后血脱，孤阳独旺，虽石膏、犀角对证，亦不禁用。而世之庸医，误信产后宜温之说，不论病证，皆以辛热之药戕其阴而益其火，无不立毙，我见甚多，惟叶案中绝无此弊，足征学有渊源。

魏柳洲曰：近时专科及庸手，遇产后一以燥热温补为事，杀人如麻。雄按：不夹温热之邪者且然，况兼温热者乎？

吴鞠通曰：产后温证，固云治上不犯中，然药反不可过轻，须用多备少服法，中病即已，所谓无粮之师，利于速战。若畏产后虚怯，用药过轻，延至三四日后，反不能胜药矣。

如经水适来适断，邪将陷唐本下有于字。血室，少阳伤寒，言之详悉，

---

① 故：崇文书局本、中医书局本均无此字。

不必多赘。但数动与正伤寒不同，仲景立小柴胡汤［四十九］，提出所陷热邪，参、枣唐本下有以字。扶胃气，以冲脉隶属阳明也，此与唐本作惟。虚者为合治。若热邪陷入，与血相结者，当从陶氏小柴胡汤去参、枣，加生地、桃仁、楂肉、丹皮或犀角等。若本经血结自甚，必少腹满痛，轻者刺期门，重者小柴胡汤去甘药，加延胡、归尾、桃仁，夹寒加肉桂心，气滞者加香附、陈皮、枳壳等。沈月光用柴胡、秦艽、荆芥、香附、苏梗、厚朴、枳壳、当归、芎䓖、益母草、木通、黄芩，名和血逐邪汤，姜衣少许为引，治伤寒热入血室，气滞血瘀而胸满腹胀痛甚者，甚效。然热陷血室之证，多有谵语如狂之象，防是阳明胃实，唐本作与阳明胃实相似，下有此种病机四字。当辨之。唐本作最须辨别。血结者身体必重，非若阳明之轻旋便捷者。唐本无旋捷二字。何以故耶？阴主重浊，络脉被阻，唐本下有身之二字。侧旁气痹，连唐本下有及字。胸背皆拘束不遂，唐本作皆为阻窒。故去邪通络，正合其病。往往延久上逆心包，胸中唐本下有痹字。痛，即陶氏所谓血结胸也。王海藏出一桂枝红花汤［五十］加海蛤、桃仁，原是[①]表里上下一齐尽解之理，看唐本无此字。此方大有巧手，唐本作妙焉。故录出以备学者之用。唐本无此句。

数动未详，或数字是变字之误，更俟明者正之。冲脉为血室，肝所主，其脉起于气街。气街，阳明胃经之穴，故又隶属阳明也。邪入血室，仲景分浅深而立两法，其邪深者云如结胸状，谵语者，刺期门，随其实而泻之，是从肝而泄其邪，亦即陶氏之所谓血结胸也；其邪浅者，云往来寒热如疟状，而无谵语，用小柴胡汤，是从胆治也。盖往来寒热，是少阳之证，故以小柴胡汤提少阳之邪，则血室之热，亦可随之而外出，以肝胆为表里，故深则从肝，浅则从胆，以导泄血室之邪也。今先生更详证状，并采陶氏、王氏之方法，与仲景各条合观，诚为精细周至矣。其言小柴胡汤，惟虚者为合法，何也？盖伤寒之邪，由经而入血室，其胃无邪，故可用参、枣，若温热之邪先已犯胃，后入血室，故当去参、枣，惟胃无邪，及中虚之人，方可用之耳。雄按：世人治疟，不论其是否为温热所化，而一概执用小柴胡汤以实其胃，遂致危殆者最多。须知伤寒之用小柴胡汤者，正防少阳

---

① 是：崇文书局本、中医书局本均作"为"。

经邪乘虚入胃，故用参、枣先助胃以御之，其与温热之邪来路不同，故治法有异也。汪按：此谓温热之邪与伤寒来路不同，故治法有异是也。至云伤寒胃中无邪，又云防少阳之邪乘虚入胃，则似未安。夫伤寒传经，由太阳而阳明而少阳，故有太阳阳明、有正阳阳明、有少阳阳明。岂有少阳受邪而阳明不受邪者？亦岂有防少阳之邪倒传阳明之理乎[1]？

雄按：温邪热入血室有三证，如经水适来，因热邪陷入而搏结不行者，此宜破其血结；若经水适断，而邪乃乘血舍之空虚以袭之者，宜养营以清热；其邪热传营，逼血妄行，致经未当期而至者，宜清热以安营。上第二十章，唐氏作第二十一章。其小引云：《温证论治》二十则，乃先生游于洞庭山，门人顾景文随之舟中，以当时所语，信笔录记，一时未加修饰，是以词多诘屈，语亦稍乱，读者不免晦口。大烈不揣冒昧，窃以语句少为条达，前后少为移掇，惟使晦者明之，至先生立论之要旨，未敢稍更一字也。章氏诠释，亦从唐本。雄谓原论次序，亦既井井有条，而词句之间，并不难读，何必移前掇后，紊其章法。而第三[2]章如玉女煎去其如字之类，殊失庐山真面目矣。兹悉依华本订正之。

叶香岩三时伏气外感篇

春温一证，由冬令收藏未固，昔人以冬寒内伏，藏于少阴，入春发于少阳，以春木内应肝胆也。寒邪深伏，已经化热，昔贤以黄芩汤为主方，苦寒直清里热，热伏于阴，苦味坚阴，乃正治也。知温邪忌散，不与暴感门同法。若因外邪先受，引动在里伏热，必先辛凉以解新邪，自注：葱豉汤〔五十二〕。继进苦寒以清里热。况热乃无形之气，时医多用消滞，攻治有形，胃汁先涸，阴液劫尽者多矣。雄按：新邪引动伏邪者，初起微有恶寒之表证。

徐洄溪曰：皆正论也。

---

① 汪按……之理乎：崇文书局本、中医书局本均无此注。

② 三：崇文书局本、中医书局本均作“二”。

章虚谷曰：或云人身受邪，无不即病，未有久伏过时而发者。其说甚似有理，浅陋者莫不遵信为然，不知其悖经义，又从而和之。夫人身内脏腑，外营卫，于中十二经，十五络，三百六十五孙络，六百五十七穴，细微幽奥，曲折难明，今以一郡一邑之地，匪类伏匿，犹且不能觉察，况人身经穴之渊邃隐微，而邪气如烟之渐熏，水之渐积，故如《内经》论诸痛诸积，皆由初感外邪，伏而不觉，以致渐侵入内所成者也，安可必谓其随感即病，而无伏邪者乎？又如人之痘毒，其未发时，全然不觉，何以又能伏耶？由是言之，则《素问》所言冬伤寒、春病温，非谰语矣。

雄按：藏于精者，春不病温。小儿之多温病何耶？良以冬暖而失闭藏耳。夫冬岂年年皆暖欤？因父母以姑息为心，惟恐其冻，往往衣被过厚，甚则戕之以裘帛，富家儿多夭者，半由此也。虽天令潜藏，而真气已暗为发泄矣，温病之多，不亦宜乎？此理不但幼科不知，即先贤亦从未道及也。汪按：惟洄溪尝略论及之耳①。

风温者，春月受风，其气已温。雄按：此言其常也。冬月天暖，所感亦是风温，春月过冷，亦有风寒也。经谓春病在头，治在上焦。肺位最高，邪必先伤，此手太阴气分先病，失治则入手厥阴心包络，血分亦伤。盖足经顺传，如太阳传阳明，人皆知之；肺病失治，逆传心包络，人多不知者。俗医见身热咳喘，不知肺病在上之旨，妄投荆、防、柴、葛，加入枳、朴、杏、苏、蒡子、楂、麦、橘皮之属，辄云解肌消食；有见痰喘，便用大黄礞石滚痰丸，大便数行，上热愈结。幼稚谷少胃薄，表里苦辛化燥，胃汁已伤，复用大黄，大苦沉降丸药，致脾胃阳和伤极，陡变惊痫，莫救者多矣。

自注：风温肺病，治在上焦。夫春温忌汗，初病投剂，宜用辛凉，若杂入消导发散，徐云：须对证，亦可用。不但与肺病无涉，劫尽胃汁，肺乏津液上供，头目清窍徒为热气熏蒸，鼻干如煤，目瞑或上窜无泪，或热深肢厥，狂躁溺涩，胸高气促，皆是肺气不宣化之征。斯时若以肺药少加一味清降，使药力不致直趋肠中，雄按：所谓非轻不举也，重药则直过病所矣。

---

① 汪按……论及之耳：崇文书局本、中医书局本均无此注。

而上痹可开，诸窍自爽，无如市医金云结胸，皆用连、蒌、柴、枳，苦寒直降，致闭塞愈甚，告毙者多。

又此证初因发热喘嗽，首用辛凉清肃上焦，徐云：正论。如薄荷、连翘、牛蒡、象贝、桑叶、沙参、栀皮、姜皮、花粉。若色苍热胜烦渴，用石膏、竹叶辛寒清散，痧疹亦当宗此。若日数渐多，邪不得解，芩、连、凉膈亦可用。至热邪逆传膻中，神昏目瞑，鼻窍无涕洟^①，诸窍欲闭，其势危急，必用至宝丹［四十一］或牛黄清心丸［四十］。徐云：急救非此不可。病减后余热，只甘寒清养胃阴足矣。

春月暴暖忽冷，先受温邪，继为冷束，咳嗽痰喘最多，辛解凉^②温，只用一剂，大忌绝谷。若甚者，宜昼夜竖抱勿倒三四日。徐云：秘诀。夫轻为咳，重为喘，喘急则鼻掀胸挺。

自注：春温皆冬季伏邪，详于大方诸书，幼科亦有伏邪，雄按：人有大小，感受则一也。治从大方，雄按：感受既一，治法亦无殊，奈大方明于治温者罕矣，况幼科乎？然暴感为多，如头痛、恶寒、发热、喘促、鼻塞、声重、脉浮、无汗，原可表散，春令温舒，辛温宜少用，阳经表药，最忌混乱。至若身热咳喘有痰之证，只宜肺药清^③解，泻白散［五十四］加前胡、牛蒡、薄荷之属，消食药只宜一二味。雄按：此为有食者言也。若二便俱通者，消食少用，须辨表里上中下何者为急施治。

又春季温暖，风温极多，温变热最速，若发散风寒消食，劫伤津液，变证尤速。雄按：沈尧封云：温亦火之气也，盖火之微者曰温，火之甚者曰热，三时皆有，惟暑为天上之火，独盛于夏令耳。

初起咳嗽喘促，通行用薄荷汗多不用、连翘、象贝、牛蒡、花粉、桔梗、沙参、木通、枳壳、橘红。

表解热不清，用黄芩、连翘、桑皮、花粉、地骨皮、川贝、知母、山栀。

备用方：黄芩汤［九］、葱豉汤［五十一］、凉膈散［四十二］、清

---

① 涕洟（yí 宜）：鼻涕。
② 凉：崇文书局本、中医书局本均作"忌"。
③ 清：崇文书局本、中医书局本均作"辛"。

心凉膈散［五十二］、苇茎汤［五十三］、泻白散［五十四］、葶苈大枣汤［五十五］、白虎汤［七］、至宝丹［四十一］、牛黄清心丸①［四十］、竹叶石膏汤［五十六］、喻氏清燥救肺汤［五十七］。

里热不清，朝上凉，晚暮热，即当清解血分，久则滋清养阴。若热陷神昏，痰升喘促，急用牛黄丸［四十］、至宝丹［四十一］之属。

风温乃肺先受邪，遂逆传心包，治在上焦，不与清胃攻下同法。幼科不知，初投发散消食不应，改用柴、芩、瓜蒌、枳实、黄连，再下夺不应，多致危殆，皆因不明手经之病耳。雄按：婆心苦口，再四丁宁，舌敝耳聋，可为太息。

若寒痰阻闭，亦有喘急胸高，不可与前法，用三白［二十二］吐之，或妙香丸［五十八］。

夏为热病，然夏至已前，时令未为大热，经以先夏至病温，后夏至病暑。温邪前已申明，暑热一证，雄按：《阴阳大论》云：春气温和，夏气暑热。是暑即热也，原为一证，故夏月中暑，仲景标曰中热也。昔人以动静分为暑热二证，盖未知暑为何气耳。医者易眩，夏暑发自阳明，古人以白虎汤［七］为主方。后贤刘河间创议迥出诸家，谓温热时邪，当分三焦投药，以苦辛寒为主，若拘六经分证，仍是伤寒治法，致误多矣。徐云：能分六经者，亦鲜矣。盖伤寒外受之寒，必先从汗解，辛温散邪是已；口鼻吸入之寒，即为中寒阴病，徐云：亦不尽然。治当温里，分三阴见证施治。若夫暑病，专方甚少，皆因前人略于暑，详于寒耳。考古如《金匮》暑喝痓之因，而洁古以动静分中暑、中热，各具至理，雄按：虽有至理，而强分暑热，名已不正矣。兹不概述。论幼科病暑热，夹杂别病有诸，而时下不外发散消导，加入香薷一味，或六一散［五十九］一服。考本草香薷辛温发汗，能泄宿水，夏热气闭无汗，渴饮停水，香薷必佐杏仁，以杏仁苦降泄气，大顺散［六十］取义若此。徐云：大顺散非治暑之方，乃治暑月伤冷之方也，何得连类及之，夹杂矣。雄按：上言香薷治渴饮停水，佐杏仁以降泄，故曰大顺散之义，亦若此也。长夏湿令，暑必兼湿。雄按：此言长夏湿旺之令，暑以蒸之，所谓土润溽暑，

① 牛黄清心丸：崇文书局本、中医书局本均作"清心牛黄丸"。

故暑湿易于兼病，犹之冬月风寒，每相兼感。暑伤气分，湿亦伤气，汗则耗气伤阳，胃汁大受劫烁，变病由此甚多，发泄司令，里真自①虚。张凤逵云：暑病首用辛凉，继用甘寒，再用酸泄、酸敛，不必用下。可称要言不烦矣。然幼科因暑热蔓延，变生他病，雄按：大方何独不然，学者宜知隅反。兹摘其概。

暑邪必夹湿，雄按：暑令湿盛，必多兼感，故曰夹，犹之寒邪夹食，湿证兼风，俱是二病相兼，非谓暑中必有湿也。故论暑者须知为天上烈日之炎威，不可误以湿热二气并作一气，始为暑也。而治暑者须知其夹湿为多焉。状如外感风寒，忌用柴、葛、羌、防，如肌表热无汗，辛凉轻剂无误。香薷辛温气升，热服②易吐，佐苦降如杏仁、黄连、黄芩，则不吐。宣通上焦，如杏仁、连翘、薄荷、竹叶。

暑热深入，伏热烦渴，白虎汤〔七〕、六一散〔五十九〕。雄按：无湿者白虎汤，夹湿者六一散，须别。暑病头胀如蒙，皆热盛上炽，白虎竹叶；酒湿食滞者，加辛温通里。

夏令受热，昏迷若惊，此为暑厥，雄按：受热而迷，名曰暑厥，譬如受冷而仆，名寒厥也。人皆知寒之即为冷矣，何以不知暑之为热乎？即热气闭塞孔窍所致。其邪入络，与中络同法。牛黄丸〔四十〕、至宝丹〔四十一〕芳香利窍可效。徐云：妙法。雄按：紫雪〔六十一〕亦可酌用。神苏已后，用清凉血分，如连翘心、竹叶心、元参、细生地、鲜生地、二冬之属。雄按：暑是火邪，心为火脏，邪易入之，故治中暑者，必以清心之药为君。此证初起大忌风药，雄按：火邪得风药而更炽矣。初病暑热伤气，雄按：所谓壮火食气也。竹叶石膏汤〔五十六〕或清肺轻剂。雄按：火邪克金，必先侵③肺矣。大凡热深厥深，四肢逆冷，魏柳洲曰：火极似水，乃物极必反之候。凡患此为燥热温补所杀者多矣，哀哉！盖内真寒而外假热，诸家尝论之矣，内真热而外假寒④，论及者罕也。雄按：道光甲辰六月初一日至初四日，连日酷热异常，如此死者，道路相接。余以神犀

① 自：崇文书局本、中医书局本均作"是"。
② 服：崇文书局本、中医书局本均作"伏"。
③ 侵：崇文书局本、中医书局本均作"清"。
④ 诸家尝论……假寒：崇文书局本、中医书局本均无此句。

丹[九十六]、紫雪[六十一]二方救之，极效。**但看面垢齿燥，二便不通，或**
泻不爽，为是大忌误认伤寒也。雄按：尤忌误以暑为阴邪，或指暑中有湿而妄投
温燥渗利之药也。

上暑厥。雄按：王节斋云：夏至后病热[①]为暑，相火令行，感之自口齿入，伤
心包络经，甚则火热制金，不能平木而为暑风。张兼善云：清邪中上，浊邪中下，其
风寒湿皆地之气，所以俱中足经，惟暑乃天之气，系清邪，所以中手少阴心经。

幼儿断乳纳食，值夏月脾胃主气，易于肚膨泄泻，足心热，形体日
瘦，或烦渴喜[②]食，渐成五疳积聚，当审体之强弱，病之新久，有余者疏
胃清热，食入，粪色白或不化，健脾佐消导清热。若湿热内郁，虫积腹
痛，徐云：此证最多。导滞驱虫微下之，缓调用肥儿丸之属。

上热疳。

夏季秋热，小儿泄泻，或初愈未愈，满口皆生疳蚀，尝有阻塞咽喉致
危者，此皆在里湿盛生热，热气蒸灼，津液不生，湿热偏伤气分，治在上
焦，或佐淡渗，徐云：须用外治。世俗常刮西瓜翠衣治疳，徐云：合度。取其
轻扬渗利也。

上口疳。

夏季湿热郁蒸，脾胃气弱，水谷之气不运，湿著内蕴为热，渐至浮
肿腹胀，小水不利，治之非法，水湿久渍，逆行犯肺，必生咳嗽喘促，甚
则坐不得卧，俯不得仰，危期速矣。大凡喘必生胀，胀必生喘，方书以先
喘后胀治在肺，先胀后喘治在脾，亦定论也。《金匮》有风水、皮水、石
水、正水、黄汗，以分表里之治；河间有三焦分消；子和有磨积逐水。皆
有奥义，学者不可不潜心体认，难以概述。阅近代世俗论水湿喘胀之证，
以《内经》开鬼门取汗为表治，分利小便洁净府为里治。经旨《病能篇》
谓：诸湿肿满，皆属于脾。以健脾燥湿为稳治。治之不效，技穷束手矣。
不知凡病皆本乎阴阳，通表利小便，乃宣经气，利腑气，是阳病治法；暖
水脏，温脾胃，补土以驱水，是阴病治法。治肺痹以轻开上，治脾必佐温
通。若阴阳表里乖违，脏真日漓，阴阳不运，亦必作胀，治以通阳乃可奏

① 病热：原作"病"，据崇文书局本、中医书局本、《明医杂著》改。
② 喜：崇文书局本、中医书局本均作"善"。

绩，如局方禹余粮丸［六十二］。甚至三焦交阻，必用分消，肠胃窒塞，必用下夺，然不得与伤寒实热同例，擅投硝、黄、枳、朴，扰动阴血。若太阴脾脏饮湿阻气，温之补之不应，欲用下法，少少甘遂为丸可也。徐云：亦太峻。其治实证，选用方法备采。雄按：叶氏《景岳发挥》有因喘而肿，当以清肺为要之论，宜参。若水湿侵脾，发肿致喘，治当补土驱水，设水气上凌心包，变呃更危，陈远公云：用苡仁、茯神各一两，白术、苍术各三钱，半夏、陈皮各一钱，丁香五分，吴萸三分，名止呃汤，二剂可安。

　　喘胀备用方：徐云：太猛厉者不可轻用。葶苈大枣汤［五十五］、泻白散［五十四］、大顺散［六十］、牡蛎泽泻散［六十三］、五苓散［二十一］、越脾汤［六十四］、甘遂半夏汤［六十五］、控涎丹［六十六、六十七］、五子五皮汤［六十八］、子和桂苓汤［六十九］、禹功丸［七十］、茯苓防己汤［七十一］、中满分消汤［七十二、七十三］、小青龙汤［七十四］、木防己汤［七十五］。

　　吐泻一证，幼儿脾胃受伤，陡变惊搐最多，徐云：此证多是痰湿。若是不正秽气触入，或口食生冷，套用正气散［七十六、七十七］、六和汤［七十八］、五积散［七十九］之类。正气受伤，肢冷呃忒，呕吐自利，即用钱氏益黄散［八十、八十一］，有痰用星附六君子汤［八十二］、理中汤［四十五］等。倘热气深伏，烦渴引饮，呕逆者连香饮缺、黄连竹茹橘皮半夏汤［八十三］。热闭神昏，用至宝丹［四十一］，寒闭用来复丹［八十四］。

　　稚年夏月食瓜果，水寒之湿，着于脾胃，令人泄泻，其寒湿积聚，未能遽化热气，必用辛温香窜之气，古方中消瓜果之积，以丁香、肉桂，或用麝香，今七香饼［八十五］治泻，亦祖此意。其平胃散［八十六］、胃苓汤［八十七］亦可用。雄按：此非温热为病，何必采入，缘夏月此等证候甚多，因畏热贪凉而反生寒湿之病，乃夏月之伤寒也，虽在暑令，实非暑证，昔人以阴暑名之谬矣。譬如避火而溺于水，拯者但可云出之于水，不可云出之于阴火也。

　　疟之为病，因暑而发者居多，雄按：可谓一言扼要。奈世俗惟知小柴胡汤为治，误人多矣。方书虽有痰、食、寒、热、瘴疠之互异，幼稚之疟，多因脾胃受病，雄按：因暑而发者，虽大人之疟，无不病于脾胃，以暑多兼湿，脾为土脏，而胃者以容纳为用，暑邪吸入，必伏于此也。然气怯神昏，初病惊痫厥逆为多，在夏秋之时，断不可认为惊痫。大方疟证，须分十二经，与咳证相等，若幼科庸俗，但以小柴胡去参，或香薷、葛根之属，雄按：举世无不尔，于幼科乎何尤？不知柴胡劫肝阴，葛根竭胃汁，致变屡矣。雄按：柴、葛之弊，二语见林北海重刊张司农《治暑全书》，叶氏引用，原非杜撰，洄溪妄评，殊欠考也。幼稚纯阳，暑为热气，雄按：在天为暑，在地为热，故暑即热之气也。昔人谓有阴暑者，已极可笑。其分中热、中暑为二病者，是析一气而两也。又谓暑合湿热而成者，是并二气而一也，奚可哉？证必热多烦渴，邪自肺受者，桂枝白虎汤［八十九］二进必愈。其冷食不运，有足太阴脾病①见证，初用正气［七十六、七十七］，或用辛温，如草果、生姜、半夏之属。雄按：切记。此是治暑月因寒湿而病之法。方书谓草果治太阴独胜之寒，知母治阳明独胜之热。疟久色夺，唇白汗多馁弱，必用四兽饮［九十］。雄按：邪去而正衰，故可用此药。阴虚内热，必用鳖甲、首乌、知母，便渐溏者忌用。久疟营伤寒胜，加桂、姜，拟初、中、末疟门用药于下。雄按：叶氏《景岳发挥》内所论疟痢诸候②，宜参。

初病暑风湿热疟药

脘痞闷：枳壳、桔梗、杏仁、厚朴二味喘最宜、瓜蒌皮、山栀、香豉。

头痛宜辛凉轻剂：连翘、薄荷、赤芍、羚羊角、蔓荆子、滑石淡渗清上。

重则用石膏，口渴用花粉，烦渴用竹叶石膏汤［五十六］。

热甚则用黄芩、黄连、山栀。

夏季身痛属湿，羌、防辛温宜忌，宜用木防己、蚕沙。雄按：豆卷可用。暑热邪伤，初在气分，日多不解，渐入血分，反渴不多饮，唇舌绛赤，芩、连、膏、知不应，必用血药，量佐清气热一味足矣。

轻则用青蒿、丹皮汗多忌、犀角、竹叶心、元参、鲜生地、细生地、

---

① 病：崇文书局本、中医书局本均作"经"。
② 候：崇文书局本、中医书局本均作"条"。

木通亦能发汗、淡竹叶，汪按：此乃淡竹叶草，故与竹叶心别①。若热久瘀结，泻心汤选用。

夏月热久入血，最多蓄血一证，徐云：历练之言。谵语昏狂，看法以小便清长，大便必黑为是，桃核承气汤［八十八］为要药。

疟多用乌梅，以酸泄木安土之意，雄按：邪未衰者忌之。用常山、草果，乃劫其太阴之寒，以常山极走，使二邪不相并之谓；徐云：兼治痰。雄按：内无寒痰者，不可浪用。用人参、生姜，曰露姜饮［九十一］，一以固元，一以散邪，取通神明去秽恶之义②。雄按：必邪衰而正气已虚者可用此。总之，久疟气馁，凡壮胆气皆可止疟，未必真有疟鬼。雄按：有物凭之者，间或有之，不必凡患疟疾，皆有祟也。又疟疾既久，深入血分，或结疟母，鳖甲煎丸［九十二］。设用煎方，活血通络可矣。徐忠可云：幼儿未进谷食者，患疟久不止，用冰糖浓汤。余试果验。徐云：亦一单方。汪按：冰糖用秋露水煎尤良③。雄按：食谷者，疟久不止，须究其所以不止而治之。

痢疾一证，古称滞下，盖里有滞浊而后下也。但滞在气，滞在血，冷伤热伤，而滞非一。今人以滞为食，但以消食，并令禁忌饮食而已。雄按：更有拘泥吃不死之痢疾一言，不论痢属何邪，邪之轻重，强令纳食以致剧者，近尤多也。盖所谓吃不死之痢疾者，言痢之能吃者，乃不死之证，非恶谷而强食也。

夫疟痢皆起夏秋④，都因湿热郁蒸，以致脾胃水谷不运，湿热灼气血为黏腻，先痛后痢，痢后不爽，若偶食瓜果，水寒即病，未必即变为热，先宜辛温疏利之剂。雄按：虽未必即化为热，然有暑湿内郁，本将作痢，偶食生冷，其病适发者，仍须察脉证而施治法，未可遽以为寒证也，余见多矣，故谨赘之。若脓血几十行，疗⑤痛后重，初用宣通驱热，如芩、连、大黄，必加甘草以缓之，非如伤寒粪坚，须用芒硝咸以软坚，直走破泄至阴，此不过苦能胜湿，寒以逐热，足可却病。古云：行血则便脓愈，导气则后重除。行血凉血，如丹皮、桃仁、延胡、黑楂、归尾、红花之属；导气，如木香、槟

---

① 汪按……竹叶心别：崇文书局本、中医书局本均无此注。

② 义：崇文书局本、中医书局本均作"气"。

③ 汪按……水煎尤良：崇文书局本、中医书局本均无此注。

④ 秋：崇文书局本、中医书局本均作"初"。

⑤ 疗（jiǎo 脚）：腹中绞痛。

椰、青皮、枳、朴、橘皮之属。世俗通套，不过如此。盖疟伤于经，犹可延挨，痢关乎脏，误治必危。诊之大法，先明体质强弱，肌色苍嫩，更询起居，致病因由。初病体坚质实，前法可遵，久病气馁神衰，虽有腹痛后重，亦宜详审，不可概以攻积清夺施治。

噤口不纳水谷下痢，都因热升浊攻，必用大苦，如芩、连、石莲清热，人参辅胃益气，热气一开，即能进食，药宜频频进二三日。徐云：人参必同清热之药用，便为合度。

小儿热病最多者，以体属纯阳，六气着人，气血皆化为热也。雄按：大人虽非纯阳，而阴虚体多，客邪化热亦甚易也。饮食不化，蕴蒸于里，亦从热化矣。然有解表已复热，攻里热已复热，利小便愈后复热，养阴滋清，热亦不除者，张季明谓元气无所归着，阳浮则倏热矣，六神汤［九十三］主之。

秋深初凉，稚年发热咳嗽，雄按：大人亦多病此。证似春月风温证，但温乃渐热之称，凉则渐冷之意，春月为病，犹是冬令固密之余，秋令感伤，恰值夏月发泄之后，其体质之虚实不同。徐云：通人之言也。但温自上受，燥自上伤，理亦相等，均是肺气受病，世人误认暴感风寒，混投三阳发散，津劫燥甚，喘急告危。若果暴凉外束，身热痰嗽，只宜葱豉汤［五十一］，或苏梗、前胡、杏仁、枳、桔之属，仅一二剂亦可。更有粗工亦知热病，与泻白散［五十四］加芩、连之属，不知愈苦助燥，必增他变，当以辛凉甘润之方，气燥自平而愈，慎勿用苦燥劫烁胃汁。雄按：夏令发泄，所以伏暑之证多于伏寒也。

秋燥一证，气分先受，治肺为急，若延绵数十日之久，病必入血分，又非轻浮肺药可治，须审体质证端。古谓治病当活泼泼地，如盘走珠耳。

沈尧封曰：在天为燥，在地为金，燥亦五气之一也。雄按：以五气而论，则燥为凉邪，阴凝则燥，乃其本气。但秋燥二字皆从火者，以秋承夏后，火之余焰未息也。若火既就之，阴竭则燥，是其标气。治分温润、凉润二法。然金曰从革，故本气病少，标气病多，此圣人制字之所以从火，而《内经》云：燥者润之也。海峰云：燥气胜复，片言而析，是何等笔力。然燥万物者，莫熯乎火。故火未有不燥，而燥未有不从火来。温热二证，论火即所以论燥也。若非论燥，仲景条内两渴字从何处得来，且热病条云口燥渴，明将燥字点出。喻氏云：古人以燥热为暑，故用白虎汤主治，此悟彻之言也。明乎此，则温热二证，火气兼燥，夫复何疑？雄按：今人以暑为阴邪，又谓暑中有湿，皆呓语也。

徐洄溪曰：此卷议论，和平精切，字字金玉，可法可传。得古人之真诠而融化之，不仅名家，可称大家矣。敬服敬服！

黄退庵曰：先生乃吴中之名医也，始习幼科，后学力日进，扩充其道于内科一门，可称集大成焉。论温暑①虽宗河间，而用方工细，可谓青出于蓝。但欲读其书者，须先将仲景以下诸家之说用过工夫，然后探究叶氏方意所从来，庶不为无根之萍也。

雄按：叶氏《医案》乃后人所辑，惟此卷《幼科要略》为先生手定，华氏刻于《医案》后以传世，徐氏以为字字金玉。奈大方家视为幼科治法，不过附庸于此集，皆不甚留意。而习幼科者，谓此书为大方之指南，更不过而问焉。即阐发叶氏，如东扶、鞠通、虚谷者，亦皆忽略而未之及也。余谓虽为小儿说法，大人岂有他殊？故于《温热论》后附载春温、夏暑、秋燥诸条，举一反三，不仅为活幼之慈航矣。

---

① 暑：崇文书局本、中医书局本均作"证"。

▏卷四▏

海宁王士雄孟英　纂

定州杨照藜素园　评

乌程汪曰桢谢城　参

仁和赵庆澜笛楼

陈平伯外感温病篇

　　雄按：此与下篇相传为陈、薛所著，究难考实，姑从俗以标其姓字，俟博雅正之。

　　盖闻外感不外六淫，而民病当分四气，治伤寒家，徒守发表攻里之成方，不计辛热苦寒之贻害，遂使温热之旨蒙昧不明，医门缺典，莫此甚焉。祖恭不敏，博览群书，广搜载籍，而恍然于温热病之不可不讲也。《内经》云：冬不藏精，春必病温。盖谓冬令严寒，阳气内敛，人能顺天时而固密，则肾气内充，命门为三焦之别使，亦得固腠理而护皮毛。虽当春令升泄之时，而我身之真气则内外弥纶①，不随升令之泄而告匮，纵有客邪，安能内侵？是《内经》所以明致病之原也。然但云冬不藏精而不及他时者，以冬为水旺之时，属北方寒水之化，于时为冬，于人为肾，井水温而坚冰至，阴外阳内，有习坎②之义，故立言归重于冬，非谓冬宜藏而他时可不藏精也。雄按：喻氏云：春夏之病皆起于冬，至③秋冬二时之病皆起于夏。夏月藏精，则热邪不能侵，与冬月之藏精而寒邪不能入者无异也。故丹溪谓夏月必独

---

　　① 弥纶：统摄。

　　② 习坎：二坎相重，重险也。习，重也。坎，卦名。

　　③ 至：崇文书局本、中医书局本均作"而"。

宿淡味，保养金水二脏，尤为摄生之仪式焉。即春必病温之语，亦是就近指点，总见里虚者表不固，一切时邪皆易感受，学者可因此而悟及四时六气之为病矣。雄按：此论冬不藏精，春易病温之理甚通，惟不知有伏气为病之温，是其蔽也。陈氏此篇①与鞠通《条辨》，皆叶氏之功臣。然《幼科要略》明言有伏气之温热，二家竟未细绎，毋乃疏乎？二家且然，下此者更无论矣。《难经》云：伤寒有五，有伤寒，雄按：麻黄汤证是也。有中风，雄按：桂枝汤证是也。有风温，雄按：冬温、春温之外受者。有热病，雄按：即暑病也，又谓之暍。有湿温。雄按：即暑兼湿为病也，亦曰湿热。夫统此风寒湿热之邪而皆名之曰伤寒者，亦早鉴于寒脏受伤，外邪得入，故探其本而皆谓之伤寒也。雄按：仲景本论治法原有区别，界画甚严，后人不察，罔知所措，多致误人。兹余辑此专论，以期了然于学者之心目也。独是西北风高土燥，风寒之为病居多；雄按：亦不尽然。东南地卑②水湿，湿热之伤人独甚。从来风寒伤形，伤形者定从表入；湿热伤气，伤气者不尽从表入。故治伤寒之法，不可用以治温热也。夫温者暖也，热也，非寒之可比也。风邪外束，则曰风温；湿邪内侵，则曰湿温。纵有微寒之兼袭，不同栗冽之严威，是以发表宜辛凉不宜辛热，清里宜泄热不宜逐热。雄按：亦有宜逐者，总须辨证耳。盖风不兼寒，即为风火，湿虽化热，终属阴邪。雄按：湿固阴邪，其兼感热者，则又不可谓之阴矣。自昔仲景著书，不详温热，遂使后人各呈家伎③，漫无成章，而凡大江以南，病温多而病寒少，雄按：北省温病亦多于伤寒。投以发表不远热、攻里不远寒诸法，以致死亡接踵也。悲夫！雄按：篇中非伏气之说，皆为节去，弃瑕录瑜，后皆仿此。

风温为病，春月与冬季居多，或恶风，或不恶风，必身热咳嗽烦渴，此风温证之提纲也。

自注：春月风邪用事，冬初气暖多风，雄按：冬暖不藏，不必定在冬初也。故风温之病，多见于此。但风邪属阳，阳邪从阳，必伤卫气。人身之中，肺主卫，又胃为卫之本，是以风温外薄，肺胃内应，风温内袭，肺胃受病。其温邪之内外有异形，而肺胃之专司无二致，故恶风为或有之

---

① 篇：崇文书局本、中医书局本均作"例"。
② 卑：崇文书局本、中医书局本均作"界"。
③ 伎：通"技"，才能。《老子》曰："人多伎巧，奇物滋起。"

证，而热渴咳嗽为必有之证也。三复仲景书，言温病者再，一则曰太阳病，发热而渴，不恶寒者为温病。此不过以不恶寒而渴之证，辨伤寒与温病之异，而非专为风温叙证也。雄按：此言伏气发为春温，非冬春所感之风温，故曰太阳病，以太阳为少阴之表也。再则曰发汗已，身灼热者名曰风温。夫灼热因于发汗，其误用辛热发汗可知。仲景复申之曰：风温为病，脉阴阳俱浮，自汗出，身重，多眠睡，鼻息必鼾，语言难出。凡此皆误汗劫液后变见之证，非温病固有之证也。续云：若被下者，直视失溲；若被火者，发黄色，剧则如惊痫状，时瘛疭；若火熏之，一逆尚引日，再逆促命期。亦止详用下用火之变证，而未言风温之本来见证也。雄按：此言温病误汗，热极生风，故曰风温乃内风也，非冬春外感之风温。陈氏不知有伏气春温之病，强为引证，原可删也。然病之内外虽殊，证之属温则一，姑存之以为后学比例。然从此细参，则知风温为燥热之邪，燥令从金化，燥热归阳明，故肺胃为温邪必犯之地，且可悟风温为燥热之病。燥则伤阴，热则伤津，泄热和阴，又为风温病一定之治法也，反此即为逆矣。用是不辞僭越，而于仲景之无文处求文，无治处索治，叙证施治，列为条例，知我罪我，其在斯乎？雄按：外感温病，仲圣虽未言，而叶氏已详论矣。

风温证，身热畏风，头痛咳嗽，口渴，脉浮数，舌苔白者，邪在表也，当用薄荷、前胡、杏仁、桔梗、桑叶、川贝之属凉解表邪。杨云：前胡、桔梗，一降一升，以泄肺邪，诚善。然桔梗宜少用。

自注：风属阳邪，不夹寒者为风温。阳邪必伤阳络，是以头痛畏风；邪郁肌表，肺胃内应，故咳嗽口渴苔白；邪留于表，故脉浮数。表未解者，当先解表，但不同于伤寒之用麻、桂耳。

雄按：何西池云：辨痰之法，古人以黄稠者为热，稀白者为寒，此特言其大概而不可泥也。以外感言之，伤风咳嗽，痰随嗽出，频数[①]而多，色皆稀白，误作寒治，多致困顿。盖火盛壅逼，频咳频出，停留不久，故未至于黄稠耳。迨火衰气平，咳嗽渐息，痰之出者，半日一口，反黄而稠，缘火不上壅，痰得久留，受其煎炼使然耳。故黄稠之痰，火气尚缓而

---

① 数：崇文书局本、中医书局本均作"嗽"。

微；稀白之痰，火气反急而盛也。此皆当用辛凉解散，而不宜于温热者。推之内伤亦然。孰谓稀白之痰必属于寒哉？总须临证细审，更参以脉，自可见也。

风温证，身热咳嗽，自汗口渴，烦闷脉数，舌苔微黄者，热在肺胃也，当用川贝、牛蒡、桑皮、连翘、橘皮、竹叶之属，凉泄里热。

此温邪之内袭者，肺热则咳嗽汗泄，胃热则口渴烦闷，苔白转黄，风从火化，故以清泄肺胃为主。

雄按：苔黄不甚燥者，杨云：故条中言微黄，亦具见斟酌。治当如是。若黄而已干，则桑皮、橘皮，皆嫌其燥，须易瓜蒌、黄芩，庶不转伤其液也。

风温证，身灼热，口大渴，咳嗽烦闷，谵语如梦语，脉弦数干呕者，此热灼肺胃，风火内旋，当用羚羊角、川贝、连翘、麦冬、石斛、青蒿、知母、花粉之属，以泄热和阴。

此温邪袭入肺胃之络，灼烁阴津，引动木火，故有烦渴呕逆等证。急宜泄去络中之热，庶无风火相煽，走窜包络之虞。

雄按：嗽且闷，麦冬未可即授，嫌其滋也。汪按：徐洄溪谓麦冬能满肺气，非实嗽所宜是也[1]。以为大渴耶，已有知母、花粉，足胜其任矣。木火上冲而干呕，则青蒿虽清少阳而嫌乎升矣。宜去此二味，加以栀子、竹茹、枇杷叶则妙矣。杨云：议药细极微芒，读者不可草草读过。

风温证，身热咳嗽，口渴下利，苔黄谵语，胸痞脉数，此温邪由肺胃下注大肠，当用黄芩、桔梗、煨葛、豆卷、甘草、橘皮之属，以升泄温邪。

大肠与胃相连属，与肺相表里，温邪内逼，下注大肠则下利。治之者，宜清泄温邪，不必专于治利。按《伤寒论》下利谵语者，有燥矢[2]也，宜大承气汤［六］。是实热内结，逼液下趋，必有舌燥苔黄刺及腹满痛证兼见，故可下以逐热。若温邪下利，是风热内迫，虽有谵语一证，仍是无形之热，蕴蓄于中，而非实满之邪，盘结于内，故用葛根之升提，不任硝

---

① 汪按……所宜是也：崇文书局本、中医书局本均无此注。
② 矢：通"屎"。《左传·文公十八年》曰："杀而埋之马矢之中。"

黄之下逐也。汪按：升提亦所不任^①。

雄按：伤寒为阴邪，未曾传腑化热，最虑邪气下陷，治必升提温散，而有早下之戒；温热为阳邪，火必克金，故先犯肺，火性炎上，难得下行。若肺气肃降有权，移其邪由腑出，正是病之去路，升提胡可妄投？

杨云：小儿患疹必下利，与此正同，故温病多有发疹者，误升则邪入肺络，必喘吼而死。既云宜清泄其邪，不必专于治利矣，况有咳嗽胸痞之兼证，岂葛根、豆卷、桔梗之所宜乎？当易以黄连、桑叶、银花。须知利不因寒，润药亦多可用，仲圣以猪肤、白蜜治温病下利，《寓意草》论肺热下利最详，学者宜究心焉。且伤寒与温热邪虽不同，皆属无形之气。伤寒之有燥矢，并非是气结^②，乃寒邪化热，津液耗伤，糟粕炼成燥矢耳。温热病之大便不闭为易治者，以脏热移腑，邪有下行之路，所谓腑气通，则脏气安也。设大便闭者，热烁胃津日久，亦何尝无燥矢宜下之证哉？惟伤寒之大便，不宜早解，故必邪入于腑，始可下其燥矢。温热由腑^③及胃，虽不比疫证之下不嫌早，而喜其便通，宜用清凉，故结成燥矢者较少耳。忆嘉庆己卯春，先君子病温，而大便自利，彼时吾杭诸名医，咸宗陶节庵书以治伤寒，不知所谓温证也。见其下利，悉用柴、葛升提，提而不应，或云是漏底证，渐投温补，病日以剧，将治木^④矣。父执翁七丈，忘其字矣，似是立贤二字。荐浦上林先生来视，浦年甚少，诊毕即曰：是温证也，殆误作伤寒治而多服温燥之药乎？幸而自利不止，热势尚有宣泄，否则早成灰烬，奚待今日耶？即用大剂犀角、石膏、银花、花粉、鲜生地、麦冬等药，嘱煎三大碗，置于榻前，频频灌之，药未煎成之际，先笮^⑤蔗浆恣饮之，诸戚长见方，相顾莫决，赖金履思丈力持煎其药，至一周时服竣，病有起色，遂以渐愈。时雄年甫十二，聆其言而心识之。逾二年，先君捐馆^⑥，雄糊口远游，闻浦先生以善用清凉，为众口所铄，乃从事于景岳，而以温补称，枉

---

① 汪按……所不任：崇文书局本、中医书局本均无此注。
② 结：崇文书局本、中医书局本此下均有"成"字。
③ 腑：崇文书局本、中医书局本均作"肺"。
④ 治木：将死之意。
⑤ 笮（zé 责）：压榨。
⑥ 捐馆：捐弃馆舍。旧时对死亡的讳辞。

道徇人，惜哉！然雄之究心于温热，实浦先生有以启之也。浦今尚在，因其远徙于乡，竟未遑往质疑义为恨。附记于此，聊志感仰之意云尔。

风温证，热久不愈，咳嗽唇肿，口渴，胸闷不知饥，身发白疹如寒粟状，自汗脉数者，此风邪夹太阴脾湿，发为风疹，杨云：白疹乃肺胃湿热也，与脾无涉，亦与风无涉。用牛蒡、荆芥、防风、连翘、橘皮、甘草之属凉解之。

风温本留肺胃，若太阴旧有伏湿者，风热之邪，与湿热相合，流连不解，日数虽多，仍留气分，由肌肉而外达皮毛，发为白疹。盖风邪与阳明营热相并则发斑，与太阴湿邪相合则发疹也。又有病久中虚，气分大亏而发白疹者，必脉微弱而气倦怯，多成死候，不可不知。汪按：前说即白如水晶色之白痦，后说即白如枯骨之白痦也①。

雄按：白疹即白痦也。虽夹湿邪，久不愈而从热化，且汗渴脉数，似非荆、防之可再表，杨云：此湿亦不必用橘皮之燥。宜易滑石、苇茎②、通草，杨云：精当。斯合凉解之法矣。若有虚象，当与甘药以滋气液。

风温证，身热咳嗽，口渴胸痞，头目胀大，面发泡疮者，风毒上壅阳络，当用荆芥、薄荷、连翘、元参、牛蒡、马勃、青黛、银花之属，以清热散邪。

此即世俗所谓大头病也。古人用三黄汤［九十四］主治，然风热壅遏，致络气不宣③，头肿如斗，终不若仿普济消毒饮之宣络涤热为佳。汪按：方附见［九十五］④。

风温证，身大热，口大渴，目赤唇肿，气粗烦躁，舌绛齿板，痰咳，甚至神昏谵语，下利黄水者，风温热毒，深入阳明营分，最为危候，用犀角、连翘、葛根、元参、赤芍、丹皮、麦冬、紫草、川贝、人中黄解毒提斑，间有生者。杨云：葛根、麦冬俱与证不甚登对。

此风温热毒，内壅肺胃，侵入营分，上下内外，充斥肆逆，若其毒不

---

① 汪按……白痦也：崇文书局本、中医书局本均无此注。
② 茎：崇文书局本、中医书局本均作"根"。
③ 宣：崇文书局本、中医书局本均作"通"。
④ 汪按……［九十五］：崇文书局本、中医书局本均无此注。

甚重，或气体壮实者，犹可挽回，否则必坏。

风温毒邪，始得之便身热口渴，目赤咽痛，卧起不安，手足厥冷，泄泻脉伏者，热毒内壅，络气阻遏，当用升麻、杨云：凡涉咽痛者，一用升麻，则邪入肺络，必喘吼而声如曳锯，陈氏想未之见耳。黄芩、犀角、银花、甘草、豆卷之属，升散热毒。

此风温毒之壅于阳明气分者。杨云：仍是^①肺病。即仲景所云阳毒病是也。五日可治，七日不可治。乘其邪犯气分，未入营阴，故可升散而愈。

风温证，身热自汗，面赤神迷，身重难转侧，多眠睡，鼻鼾，语难出，脉数者，温邪内逼阳明，精液劫夺，神机不运，用石膏、知母、麦冬、半夏、竹叶、甘草之属，泄热救津。

鼻鼾面赤，胃热极盛，人之阴气依胃为养，热邪内灼，胃液干枯，阴气复有何资而能渗诸阳，灌诸络？是以筋骨懈怠，机关失运，急用甘凉之品，以清热濡津，或有济也。

雄按：宜加西洋参、百合、竹沥。

风温证，身热痰咳，口渴神迷，手足瘛疭，状若惊痫，脉弦数者，此热劫津液，金囚木旺，当用羚羊、川贝、青蒿、连翘、知母、麦冬、钩藤之属，以息风清热。

肺属金而畏火，赖胃津之濡养，以肃降令，而溉百脉者也。热邪内盛，胃津被劫，肺失所资，木为火之母，子能令母实，火旺金囚，木无所畏，反侮所不胜，是以筋脉失养，风火内旋，瘛疭惊痫，在所不免，即俗云发痉是也，故以息风清热为主治。

雄按：可加元参、栀子、丝瓜络。

风温证，热渴烦闷，昏愦不知人，不语如尸厥，脉数者，此热邪内蕴，走窜心包络，当用犀角、连翘、焦远志、鲜石菖蒲、麦冬、川贝、牛黄、至宝之属，泄热通络。

热邪极盛，与三焦相火相煽，最易内窜心包，逼乱神明，闭塞络脉，以致昏迷不语，其状如尸，俗谓发厥是也。闭者宜开，故以香开辛散为务。

---

① 是：崇文书局本、中医书局本均作"系"。

热邪极盛，三焦相火相煽，最易内窜心包，逼乱神明，闭塞络脉，虽是喻氏之言，而法以香开辛散。然热极似水，一派烟雾尘天，蒙住心胸，不知不识，如人行烟尘中，口鼻皆燥，非两解不能散其势，再入温热之处，则人当燥闷死矣。且温热多燥，辛香之品尽是燥，燥与热斗，立见其败。且心神为热邪蒸围，非闭塞也。有形无形，治法大异，遇此每在败时，故前人不能探其情，今补薛生白先生一法于后：汪按：此乃驳香开辛散之法，而别立一法，与本书异趣，盖此条当是他人附赘之评语，非本书也[1]。极明雄黄一两，研极细，入铜勺内又研，提净，牙硝六钱，微火熔化，拨匀如水时，杨云：雄黄多而牙硝少，何能匀拨如水，两字、钱字必有一误。急滤清者于碗，粗渣不用，凝定。此丹灶家秘制也。凡遇前证，先用陈雨水十碗，内取出一碗，煎木通一钱，通草三钱，倾入九碗冷水内，又取犀角磨入三钱，或旋磨旋与亦可，每碗约二三分，再将制雄挑二三厘入碗，冷与服，时时进之，能于三日内进之尽，必有清痰吐出数碗而愈，杨云：据此用法，当是黄一分[2]、硝六分也。十救七八。盖此证死期最缓，而医人无他法，每每付之天命，牛黄清心而已，可胜长叹。雄按：炼雄黄法，昉[3]于《游宦纪闻》，见《知不足斋丛书》。

薛生白湿热病篇 雄按：江本、吴本俱作湿温

雄按：此篇始见于舒松摩重刻《医师秘笈》，后云是薛作，章氏从而释之，而江白仙本以附陈作后，吴子音《温热赘言》连前篇并为一人之书，并不标明何人所著，但曰寄瓢子述，且前篇之末，有今补薛生白先生一法于后云云，则此篇亦非薛著矣。其江本所补一法，又无薛生白三字。且此篇张友樵所治酒客之案，但称曰余诊，言人人殊，无从核实，姑存疑以质博雅。

---

① 汪按……非本书也：崇文书局本、中医书局本均无此注。

② 分：崇文书局本、中医书局本此下均有"而"字。

③ 昉（fǎng 访）：曙光初现。引申为开始。

一，湿热证，雄按：既受湿，又感暑也，即是湿温。亦有湿邪久伏而化热者。喻氏以为三气者，谓夏令地气已热，而又加以天上之暑也。始恶寒，后但热不寒，汗出胸痞，舌白，吴本下有或黄二字。口渴不引饮。雄按：甘露消毒丹〔九十五〕最妙。吴本虽出江本之后，无甚异同，所附酒客一案，云是其师治，似较江本为可信也。故引证但据吴本，而江本从略。

自注：此条乃湿热证之提纲也。湿热病，属阳明、太阴经者居多。章虚谷云：胃为戊土属阳，脾为己土属阴。湿土之气，同类相召，故湿热之邪，始虽外受，终归脾胃也。中气实则病在阳明，中气虚则病在太阴。外邪伤人，必随人身之气而变，如风寒在太阳则恶寒，传阳明即变为热而不恶寒。今以暑湿所合之邪，故人身阳气旺，即随火化而归阳明；阳气虚，即随湿化而归太阴也。病在二经之表者，多兼少阳三焦；雄按：此二句从吴本补入。病在二经之里者，每兼厥阴风木。以肝脾胃所居相近也。以少阳厥阴，同司相火，少阳之气由肝胆而升，流行三焦，即名相火。阳明、太阴，湿热内郁，郁甚则少火皆成壮火，而表里上下，充斥肆逆，经曰：少火生气，壮火食气。少火者，阳和之生气，即元气也；壮火为亢阳①之暴气，故反食其元气。食犹蚀也，外邪郁甚，使阳和之气悉变为亢暴之气，而充斥一身也。故是证最易耳聋，干呕，发痉，发厥。暑湿之邪蒙蔽清阳则耳聋，内扰肝脾胃则干呕而痉厥也。而提纲中不言及者，因以上诸证，皆湿热病兼见之变局，而非湿热病必见之正局也。必见之证，标于提纲，使人辨识，不至与他病混乱。其兼见之变证，或有或无，皆不可定，若标之反使人迷惑也。始恶寒者，阳为湿遏而恶寒，终非若寒伤于表之恶寒，湿为阴邪，始遏其阳而恶寒，即②与暑合，则兼有阳邪，终非如寒邪之纯阴而恶寒甚也。后但热不寒则郁而成热，反恶热矣。雄按：后则湿郁成热，故反恶热，所谓六气皆从火化也，况与暑合，则化热尤易也。热盛阳明则汗出，章云：热在湿中，蒸湿为汗。湿蔽清阳则胸痞，湿邪内盛③则舌白，湿热交蒸则舌黄。雄按：观此句则提纲中舌白下应有或黄二字。热则液不升而口渴，湿则饮内留而不引饮。章云：

---

① 壮火为亢阳：崇文书局本、中医书局本均作"壮火者，元阳"。
② 即：崇文书局本、醉六堂本、中医书局本均作"既"。
③ 盛：崇文书局本、中医书局本均作"甚"。

以上皆明提纲所标^①为必有之证也。然所云表者，乃太阴阳明之表，而非太阳之表。湿热邪归脾胃，非同风寒之在太阳也。雄按：据此则前病在太阴下必有脱简，应从吴本补入。太阴之表，四肢也，阳明也；阳明之表，肌肉也，胸中也。四肢禀气于脾胃，而肌肉脾胃所主，若以脾胃分之，则胃为脾之表，胸为胃之表也。故胸痞为湿热必有之证，四肢倦怠，肌肉烦疼，亦必并见。此湿热在脾胃之表证也。其所以不干太阳者，以太阳为寒水之腑，主一身之表，雄按：肺为天，天包地外而处于上；膀胱为水，水环地极而处于下，故皆为一身之表。而风为阳邪，首及肺经；寒为阴邪，先犯膀胱。惟湿为中土之气，胃为中土之腑，故胃受之。杨云：此注奇情至理，所谓语必惊人总近情也。风寒必自表入，故属太阳。雄按：陈亮师云：风邪上受，肺合皮毛，故桂枝证有鼻鸣干呕也。湿热之邪，从表伤者，十之一二，章云：是湿随风寒而伤表，郁其阳气而变热，如仲景条内之麻黄赤小豆汤［十五］证是也。由口鼻入者，十之八九。暑热熏蒸之气，必由口鼻而入。阳明为水谷之海，太阴为湿土之脏，故多阳明、太阴受病。湿轻暑重，则归阳明；暑少湿多，则归太阴。膜原者，外通肌肉，内近胃腑，即三焦之门户，实一身之半表半里也。雄按：此与叶氏《温热篇》第三章之论合。邪由上受，直趋中道，故病多归膜原。章云：外经络，内脏腑，膜原居其中，为内外交界之地。凡口鼻肌肉所受之邪，皆归于此也。其为三焦之门户，而近胃口，故膜原之邪，必由三焦而入脾胃也。杨云：细绎此言，则膜原乃人脂内之膜也。然邪之由鼻入者，必先至肺；由口入者，必先至胃，何以云必归膜原，此不可解者也。若云在内之邪，必由膜原达外，在外之邪，必由膜原入内，则似矣。要之湿热之病，不独与伤寒不同，且与温病大异。温病乃少阴、太阳同病，此仲景所论伏气之春温，若叶氏所论外感之风温，则又不同者矣^②。雄按：此注知有少阴、太阳之温病，则与前篇风温条例力非伏气之论者，断非一人之笔，即按文义，亦彼逊于此，吴氏何以并为一家，江本必欲相合，强为删改，岂非自呈伪妄耶？汪按：前篇自序，自称其名曰祖恭，未言又有此篇，此篇又无自序，其非出一人手明甚，梦隐辨之是也^③。湿热乃阳明、太阳同病也。始受于膜原，终归于脾胃。而提纲中言不及脉者，以湿热

---

① 标：崇文书局本、中医书局本均作"指"。

② 矣：崇文书局本、中医书局本均无此字。

③ 汪按……是也：崇文书局本、中医书局本均无此注。

之证，脉无定体，或洪或缓，或伏或细，各随证见，不拘一格，故难以一定之脉，拘定后人眼目也。阳明热盛见阳脉，太阴湿盛见阴脉，故各随证见也。

湿热之证，阳明必兼太阴者，徒知脏腑相连，湿土同气，而不知当与温病之必兼少阴比例。少阴不藏，木火内燔，风邪外袭，表里相应，故为温病；此即经言冬不藏精，春发温病。先由内伤，而后外感，膏粱中人多有之。其冬伤于寒，曰[①]少阴伏邪，至春发出于太阳之温病，藜藿中人多有之，皆必兼少阴者也。若外感风温，邪由[②]上受者，又当别论矣。太阴内伤，湿饮停聚，客邪再至，内外相引，故病湿热。脾主为胃行津液者也。脾伤而不健运，则湿饮停聚，故曰脾虚生内湿也。雄按：此言内湿素盛者，暑邪入之，易于留着，而成湿温病也。此皆先有内伤，再感客邪，非由腑及脏之谓。若湿热之证，不夹内伤，中气实者，其病必微。雄按：内湿不盛者，暑邪无所依傍，虽患湿温，治之易愈。或有先因于湿，再因饥劳而病者，亦属内伤夹湿，标本同病。然劳倦伤脾为不足，湿饮停聚为有余。雄按：脾伤湿聚，曷云有余？盖太饱则脾困，过逸则脾滞，脾气因[③]滞而少健运，则饮停湿聚矣，较之饥伤而脾馁，劳伤而脾乏者，则彼尤不足，而此尚有余也。后人改饥饱劳逸为饥饱劳役，不但辨证不明，于字义亦不协矣。所以内伤外感，孰多孰少，孰实孰虚，又在临证时权衡矣。

二，湿热证，恶寒无汗，身重头痛，雄按：吴本下有胸痞腰疼四字。湿在表分，宜藿香、香薷、羌活、苍术皮、薄荷、牛蒡子等味。头不痛者，去羌活。雄按：吴本无藿香、香薷、薄荷、牛蒡子，有葛根、神曲、广皮、枳壳。

自注：下仿此。身重恶寒，湿遏卫阳之表证，头痛必夹风邪，故加羌活，不独胜湿，且以祛风。杨云：湿宜淡渗，不宜专用燥药，头痛属热，不必牵涉及风。此条乃阴湿伤表之候。章云：恶寒而不发热，故为阴湿。雄按：阴湿故可用薷、术、羌活以发其表。设暑胜者，三味皆为禁药。章氏既知阴湿，因见其用香薷一味，遂以此条为暑证之实据，总由误以湿热为暑也。故其论暑连篇累牍，皆是影响之谈。夫七政运行，有形可据，尚难臆断，况太极无形，空谈无谓，道迩求远，反误后人。兹概从删，免滋眩惑。

---

① 曰：崇文书局本、醉六堂本、中医书局本均作"由"。
② 由：崇文书局本、中医书局本均作"当"。
③ 因：崇文书局本、中医书局本均作"困"。

三，湿热证，雄按：吴本下有汗出二字。恶寒发热，身重，关节疼雄按：吴本下有胸痞腰三字。痛，湿在肌肉，不为雄按：吴本作可。汗解，宜滑石、大豆黄卷、茯苓皮、苍术皮、藿香叶、鲜荷叶、白通草、桔梗等味。不恶寒者，去苍术皮。雄按：吴本此句作汗少恶寒者加葛根。条内无荷叶、藿香、通草、桔梗，有神曲、广皮。

此条外候与上条同，惟汗出独异，更加关节疼痛，乃湿邪初犯阳明之表，而即清胃脘之热者，不欲湿邪之郁热上蒸，而欲湿邪之淡渗下走耳。此乃阳湿伤表之候。以其恶寒少而发热多，故为阳湿也。雄按：吴本下有然药用渗利，其小便之不利可知矣二句。汪按：此二句，乃他人所附评语[1]。

四，湿热证，三四日即口噤，四肢牵引拘急，甚则角弓反张，此湿热侵入经络脉隧中，宜鲜地龙、秦艽、威灵仙、滑石、苍耳子、丝瓜藤、海风藤、酒炒黄连等味。雄按：吴本无此条。

此条乃湿邪夹风者。风为木之气，风动则木张，乘入阳明之络则口噤，走窜太阴之经则拘挛，故药不独胜湿，重用息风，一则风药能胜湿，一则风药能疏肝也。选用地龙、诸藤者，欲其宣通脉络耳。十二经络，皆有筋相连系，邪由经络伤及于筋，则瘛疭拘挛，角弓反张。筋由肝所主，故筋病必当舒肝。雄按：地龙殊可不必，加以羚羊、竹茹、桑枝等亦可。笪伯云：地龙、灵仙、苍耳、海风藤似嫌过于走窜，不如羚羊、竹茹、桑枝等较妥，或加钩藤可乎？

或问仲景治痉，原有桂枝加瓜蒌根及葛根汤两方，岂宜于古而不宜于今耶？今之痉者，与厥相连，仲景不言及厥，岂《金匮》有遗文耶？余曰：非也。药因病用，病源既异，治法自殊。汪按：不但此也，洄溪已云《金匮》治痉诸方见效绝少矣[2]。伤寒之痉自外来，谓由外风。证属太阳，口噤即属阳明，义详本论。治以散外邪为主；湿热之痉自内出，谓由内风。波及太阳，治以息内风为主。盖三焦与肝胆同司相火，少阳生气，生于肝胆，流行三焦，名相火也。中焦湿热不解，则热盛于里，而少火悉成壮火。火动则风生，而筋挛脉急；风煽则火炽，而识乱神迷。雄按：设再投桂、葛以助其风，则燎原莫救矣。身中之气，随风火上炎，而有升无降，雄按：治温热诸病者，不可

① 汪按……所附评语：崇文书局本、中医书局本均无此注。
② 汪按……绝少矣：崇文书局本、中医书局本均无此注。

不知此理。常度尽失，由是而形若尸厥，正《内经》所谓血之与气，并走于上，则为大^①厥者是也。外窜经脉则成痉，内侵膻中则为厥。痉厥并见，正气犹存一线，则气复返而生；胃津不克支持，则厥不回而死矣。雄按：喻氏云：人生天真之气，即胃中之津液是也。故治温热诸病，首宜瞻顾及此。董废翁云：胃中津液不竭，其人必不即死。皆见到之言也。奈世人既不知温热为何病，更不知胃液为何物，温散燥烈之药漫无顾忌，诚不知其何心也！所以痉之与厥，往往相连，伤寒之痉自外来者，安有是哉？雄按：此痉即瘛疭也。吴鞠通辨之甚详确^②。

暑月痉证，与霍乱同出一源。风自火生^③，火随风转，乘入阳明则呕，贼及太阴则泻，是名霍乱；窜入筋中则挛急，流入脉络则反张，是名痉。但痉证多厥，霍乱少厥。盖痉证风火闭郁，郁则邪势愈甚，不免逼乱神明，故多厥；霍乱风火外泄，泄则邪势外解，雄按：宜作越。不至循经而走，故少厥。此痉与霍乱之分别也。然痉证邪滞三焦，三焦乃火化，风得火而愈煽，则逼入膻中而暴厥；霍乱邪走脾胃，脾胃乃湿化，邪由湿而停留，则淫及诸经而拘挛。火郁则厥，火窜则挛，又痉与厥之遗祸也。痉之挛结^④，乃湿热生风；霍乱之转筋，乃风来胜湿。雄按：木克土也。痉则由经及脏而厥，霍乱则由脏及经而挛。总由湿热与风，淆乱清浊，升降失常之故。夫湿多热少，则风入土中而霍乱；雄按：霍乱湿多热少，道其常也。余自髫年，即见此证流行，死亡接踵，然闻诸父老云，向来此证甚稀，而近则常有，因于道光戊戌辑一专论问世，嗣后此证屡行，然必在夏热亢旱酷暑之年，则其证乃剧，自夏末秋初而起，直至立冬后始息。夫彤彤徂^⑤暑，湿自何来？只缘今人蕴湿者多，暑邪易于深伏，迨一朝猝发，遂至阖户沿村，风行似疫，医皆未知原委，理中、四逆，随手乱投，殊可叹也！余每治愈此证，必问其人曰：病未猝发之先，岂竟毫无所苦耶^⑥？或曰病前数日，手足心先觉热。或曰未病前睹物皆红如火。噫！岂非暑热内伏

---

① 大：崇文书局本、醉六堂本、中医书局本均作"暴"。

② 确：崇文书局本、中医书局本均无此字。

③ 生：崇文书局本、中医书局本均作"出"。

④ 结：崇文书局本、中医书局本均作"急"。

⑤ 徂（cú）：开始。

⑥ 耶：崇文书局本、中医书局本均作"哉"。

欲发，而先露其机耶？咸丰纪元，此证盛行，经余治者，无一不活，而世人不察，辄以姜、附杀之，不已傎^①乎？杨云：道光元年，直省此证大作，一觉转筋即死，京师至棺木买^②尽，以席裹身而葬，卒未有识为何证者。俗传食西瓜者即死，故西瓜贱甚。余时年十一，辄与同学者日日饱啖之，卒无恙。今读此论，则医学之陋，不独今日为然也。热多湿少，则风乘三焦而痉厥，厥而不返者死，胃液干枯，火邪盘踞也。转筋入腹者死，胃液内涸，风邪独劲。然则胃中之津液，所关顾不钜^③哉？雄按：此理喻氏发之，叶氏畅之，实诸病之生死关键也。在温热等病，尤为扼要。然明明言之，而鞠通、虚谷之论霍乱也，犹未知之，况他人乎？厥证用辛开，泄胸中无形之邪也；干霍乱用探吐，泄胃中有形之滞也。然泄邪而胃液不上升者，热邪愈炽，探吐而胃液不四布者，风邪更张，终成死候，不可不知。雄按：此条自注明以湿热二气分疏，章氏妄逞己见，谓湿热即暑也，强合二气为一气，且并《难经》湿温、热病为一证矣，盖由未读越人之书耳！兹于原释中悉为订正，而附记于此，以质宗工。

五，湿热证，壮热口渴，舌黄或焦红，发痉神昏，谵语或笑，邪灼心包，营血已耗^④，宜犀角、羚羊角、连翘、生地、元参、钩藤、银花露、鲜菖蒲、至宝丹［四十一］等味。雄按：吴本无银花露。汪按：宜从吴本。盖花露清灵芳润，用治热病殊佳。然中有蕴湿者，终觉非宜也^⑤。

上条言痉，此条言厥。温暑之邪，本伤阳气，雄按：此谓邪之初感，必先干阳分而伤气也。及至热极逼入营阴，雄按：虽夹湿邪，日久已从热化，在气不能清解，必至逼营。则津液耗而阴亦病，心包受灼，神识昏乱，用药以清热救阴，泄邪平肝为务。雄按：昏谵乃将厥之兆也。

六，湿热证，发痉神昏笑妄，脉洪数有力，开泄不效者，湿热蕴结胸膈，宜仿凉膈散［四十二］。若大便数日不通者，热邪闭结肠胃，宜仿承气微下之例。章云：曰宜仿，曰微下，教人细审详慎，不可孟浪攻泻。盖暑湿黏

---

① 傎（diān 颠）：颠倒错乱。

② 买：中医书局本作"卖"。

③ 钜：通"巨"，大。《礼记·三年问》曰："创钜者其日久，痛甚者其愈迟。"

④ 耗：崇文书局本、中医书局本均作"干"。

⑤ 汪按……非宜也：崇文书局本、中医书局本均无此注。

腻①，须化气缓攻，不同伤寒化热而燥结，须咸苦峻下以行之也。雄按：吴本无此条②。

此条乃阳明实热，或上结，胸膈。或下结，肠胃。清热泄邪，止能散络中流走之热，而不能除肠③中蕴结之邪，故阳明之邪，仍假阳明为出路也。阳明实热，舌苔必老黄色，或兼燥。若犹带白色而滑者，乃湿重，为夹阴之邪，或胀满不得不下，须佐二术健脾燥湿，否则脾伤气陷，下利不止，即变危证。盖湿重属太阴证，必当扶脾也。雄按：苔色白滑不渴，腹虽胀满，是太阴寒湿，岂可议下？但宜厚朴、枳、术等温中化湿为治。若阳明之邪，假阳明为出路一言，真治温热病之金针也。盖阳明以下行为顺，邪既犯之，虽不可孟浪攻泻，断不宜截其出路，故温热自利者，皆不可妄行提涩也。杨云：注语极郑重，孟英辨驳尤精，二说皆宜参究。汪按：凡率投补涩者，皆不知邪必须有出路之义者也④。

七，湿热证，壮热烦渴，舌焦红或缩，斑疹，胸痞自利，神昏痉厥，热邪充斥表里三焦，宜大剂犀角、羚羊角、生地、元参、银花露、紫草、方诸水、金汁、鲜菖蒲等味。雄按：吴本无银花露、方诸水、金汁，有丹皮、连翘。

此条乃痉厥中之最重者。上为胸闷，下挟热利，斑疹痉厥，阴阳告困，独清阳明之热，救阳明之液为急务者，恐胃液不存，其人自焚而死也。雄按：此治温热诸病之真诠也，医者宜切记之。方诸水⑤俗以蚌水代之，腥浊已甚，宜用竹沥为妙。此证紫雪［六十一］、神犀丹［九十六］皆可用也。

八，湿热证，寒热如疟，雄按：吴本下有舌苔滑白，口不知味八字。湿热阻遏膜原，宜柴胡、厚朴、槟榔、草果、藿香、苍术、半夏、干菖蒲、六一散［五十九］等味。雄按：吴本无柴胡、槟榔、藿香、菖蒲，有神曲。

疟由暑热内伏，秋凉外束而成。若夏月腠理大开，毛窍疏通，安得成疟？而寒热有定期，如疟证发作者，以膜原为阳明之半表半里，热湿⑥阻遏，则营卫气争，证虽如疟，不得与疟同治，故仿又可达原饮之例。盖一

---

① 腻：崇文书局本、中医书局本均作"滞"。
② 条：崇文书局本、中医书局本均作"解"。
③ 肠：崇文书局本、中医书局本均作"膈"。
④ 汪按……者也：崇文书局本、中医书局本均无此注。
⑤ 水：崇文书局本、中医书局本此下均有"难取"二字。
⑥ 热湿：崇文书局本、中医书局本均作"湿热"。

由外凉束，一由内湿阻也。膜原在半表半里，如少阳之在阴阳交界处，而营卫之气，内出于脾胃，脾胃邪阻，则营卫不和，而发寒热似疟之证①矣。

九，湿热证，数日后，脘中微闷，知饥不食，湿邪蒙绕三雄按：宜作上。焦，宜藿香叶、薄荷叶、鲜荷叶、枇杷叶、佩兰叶、雄按：《离骚》纫秋兰以为佩。故称秋兰为佩兰。若药肆中所售之佩兰，乃奶醋草之类，不可入药也。汪按：兰即省头草，《离骚》之兰，即本草之兰，皆非今之兰花。前人辨之已极明确，不必致疑矣。盖古人所谓香草，皆取叶香，非指花香，而今之兰花叶实不香，明非古之兰也。医者疑古药品之兰蕙，正如儒者疑古食品蚳②蠯③，皆不通古今之变者也④。芦尖、雄按：即芦根也，用尖取其宣畅。冬瓜仁等味。雄按：吴本无此条。

此湿热已解，余邪蒙蔽清阳，胃气不舒，宜用极轻清之品以宣上焦阳气，若投味重之剂，是⑤与病情不相涉矣。雄按：章氏谓轻剂专为吴人体弱而设，是未察病情之言也。或问湿热盛时，疫气流行，当服何药预为消弭？余谓叶讷人《医案存真》载其高祖天士先生案云：天气郁勃泛潮，常以枇杷叶拭去毛，净锅炒香，泡汤饮之，取芳香不燥，不为秽浊所侵，可免夏秋时令之病。余则建兰叶、竹叶、冬瓜、芦根，皆主清肃肺气，故为温热暑湿之要药，肺胃清降，邪自不容矣。若别药恐滋流弊，方名虽美，不可试也。而薄滋味，远酒色，尤为要⑥务。

此条须与第三十一条参看，彼初起之实邪，故宜涌泄，投此轻剂不相合矣。又须与后条参看，治法有上中之分，临证审之。解后余邪为虚，初发者为实。上焦近心，故有懊憹谵语，中焦离心远，故无。如其舌黄邪盛，亦有发谵语者。

十，湿热证，初起发热汗出，胸痞口渴，舌白，湿伏中焦，宜藿梗、蔻仁、杏仁、枳壳、桔梗、郁金、苍术、厚朴、草果、半夏、干菖蒲、佩兰叶、六一散［五十九］杨云：俱可用。但须择一二味对证者用之，不必并用。等味。雄按：吴本胸痞下曰不知饥，口渴下曰不喜饮，舌白作舌苔滑白，无杏仁、

---

① 似疟之证：崇文书局本、中医书局本均作"之疟"。
② 蚳（chí 迟）：蚁卵。古人用白色的蚁卵做酱，供食用。
③ 蠯（pí 皮）：狭而长的蚌。
④ 汪按……变者也：崇文书局本、中医书局本均无此注。
⑤ 是：崇文书局本、中医书局本均作"则"。
⑥ 要：崇文书局本、中医书局本均作"先"。

苍术、厚朴、草果、半夏。

浊邪上干则胸闷，胃液不升则口渴，病在中焦气分，故多开中焦气分之药。雄按：亦太多，颇不似薛氏手笔。此条多有夹食者，其舌根见黄色，宜加瓜蒌、楂肉、莱菔子。汪按：此疑亦后人所附评语[①]。

十一，湿热证，数日后，雄按：吴本下有胸痞二字。自利溺赤，雄按：吴本作涩。口渴，雄按：吴本上有身热二字。湿流下焦，宜滑石、猪苓、茯苓、泽泻、草薢、通草等味。雄按：吴本无泽泻、通草，有神曲、广皮。

下焦属阴，太阴所司，阴道虚故自利，化源滞则溺赤，脾不转津则口渴，总由太阴湿胜故也。湿滞下焦，故独以分利为治，然兼证口渴胸痞，须佐入桔梗、杏仁、大豆黄卷开泄中上，源清则流自洁，不可不知。雄按：据此，则本条胸痞二字当从吴本增入为是。至源清流洁云云，则又非自注之文法，殊可疑也。汪按：此篇多有后人评语，传写羼[②]入自注之处，此数语亦后人所附评语也[③]。以上三条，俱湿重于热之候。

湿热之邪，不自表而入，故无表里可分。谓由膜原中道而入也，虽无表里之分，亦有浅深当别。而未尝无三焦可辨，犹之河间治消渴，亦分三焦者是也。夫热为天之气，雄按：此明热即暑之谓也，章氏何以曲为改释？湿为地之气，热得湿而愈炽，湿得热而愈横。雄按：热得湿则郁遏而不宣，故愈炽；湿得热则蒸腾而上熏，故愈横。两邪相合，为病最多。丹溪有云：湿热为病，十居八九。故病之繁且苛者，莫如夏月为最，以无形之热，蒸动有形之湿。素有湿热之人，易患湿温。误发其汗，则湿热混合为一而成死证，名曰重暍也。湿热两分，其病轻而缓；湿热两合，其病重而速。章云：故当开泄以分其热[④]，若误作虚而用补法，则闭塞气道而死矣。湿多热少，则蒙上流下，当三焦分治；调三焦之气，分利其湿也。湿热俱多，则下闭上壅[⑤]，而三焦俱困矣。当开泄、清热两法兼用。犹之伤寒门二阳合病、三阳合病也。盖太阴湿化，三焦火化，有湿无热，止能蒙蔽清阳，或阻于上，或阻于中，或阻于下。若湿热一合，则

---

① 汪按……评语：崇文书局本、中医书局本均无此注。

② 羼（chàn 颤）：搀杂。

③ 汪按……评语也：崇文书局本、中医书局本均无此注。

④ 热：崇文书局本、中医书局本均作"势"。

⑤ 下闭上壅：崇文书局本、中医书局本均作"上闭下壅"。

身中少火悉化为壮火，而三焦相火，有不①起而为虐者哉？雄按：湿热一合，业已阴从阳化，如此披猖，况热多湿少乎？故不言热多湿少者，非阙文也，盖急宜清热，有不待言矣。所以上下充斥，内外煎熬，最为酷烈，雄按：曰酷曰烈，皆暑之威名。兼之木火同气，表里分司，再引肝风，痉厥立至，雄按：津虚之体，夏月每有肝风陡动②煎厥一证，言其不耐暑气煎熬，可谓形容逼肖。胃中津液几何，其能供此交征乎？雄按：不辨暑证之夹湿与否，而辄投温燥以劫津液③者，宜鉴斯言。至其所以必属阳明者，以阳明为水谷之海，鼻食气，口食味，悉归阳明，邪从口鼻而入，则阳明为必由之路。雄按：肺胃大肠一气相通，温热究三焦，以此一脏二腑为最要，肺开窍于鼻，吸入之邪，先犯于肺，肺经不解，则传于胃，谓之顺传，不但脏病传腑为顺，而自上及中，顺流而下，其顺也有不待言者。故温热以大便不闭者易治，为邪有出路也。若不下传于胃，而内陷于心包络，不但以脏传脏，其邪由气分入营，更进一层矣，故曰逆传也。因叶氏未曾明说顺传之经，世多误解逆传之理，余已僭注于本条之后，读此可证管窥之非妄。汪按：鼻为肺窍，所受之气，必先入肺，此云悉归阳明，不免语病。梦隐以肺经不解，乃传入胃释之，意始圆惬④。其始也，邪入阳明，早已先伤⑤其胃液，其继⑥邪盛三焦，更欲资取⑦于胃液，司命者可不为阳明顾虑哉？雄按：此不独为湿热病说法也，风寒化热之后，亦须顾此，况温热乎？

　　或问木火同气，热盛生风，以致痉厥，理固然矣。然有湿热之证，表里极热，不痉不厥者何也？余曰：风木为火热引动者，原因木气素旺，木旺由于水亏，故得引火生风，反焚其木以致痉厥。若水旺足以制火而生木，即无痉厥者也。肝阴先亏，内外相引，两阳相煽，因而动雄按：吴本作劲。张。若肝肾素优，并无里热者，火热安能招引肝风也？雄按：喻氏云：遇暄热而不觉其热者，乃为平人。盖阴不虚者不畏暑，而暑不易侵，虽侵之亦不致剧，犹之乎水田不

---

① 不：崇文书局本、中医书局本此下均有"皆"字。
② 动：崇文书局本、中医书局本此下均有"之"字。
③ 液：崇文书局本、中医书局本均无此字。
④ 汪按……意始圆惬：崇文书局本、中医书局本均无此注。
⑤ 先伤：崇文书局本、中医书局本均作"伤残"。
⑥ 继：崇文书局本、中医书局本此下均有"也"字。
⑦ 资取：崇文书局本、中医书局本均作"取资"。

惧旱也。阴虚者见日即畏，虽处深宫之内，而无形之暑气偏易侵之，更有不待暑侵而自成为①厥者矣。杨云：虚损之原，一语揭出。试观产妇及小儿，一经壮热，便成瘛疭者，以失血之后与纯阳之体，阴气未充，故肝风易动也。雄按：原本未及产妇，今从吴本，与小儿并论，尤为周密。然妇科不知血脱易痉，往往称为产后惊风，喻氏辟之魋②矣。幼科一见发热，即以柴葛解肌为家常便饭，初不究其因何而发热也。表热不清，柴葛不撤，虽肝风已动，瘛疭已形，犹以风药助虐，不亦惧乎？此叶氏所以有劫肝阴、竭胃汁之切戒也。杨云：痉厥之证，举世不知其因，今经此详明剖析，昭如白日矣。

或问曰：亦有阴气素亏之人，病患湿热甚至斑疹外见，入暮谵语，昏迷而不痉不厥者，何也？答曰：病邪自盛③于阳明之营分，故由上脘而熏胸中，则入暮谵妄，邪不在三焦气分，则金不受囚，木有所畏，未敢起而用事。至于斑属阳明，疹属太阴，亦二经营分热极，不与三焦相干，即不与风木相引也。此而痉厥，必胃中津液尽涸，耗及心营，则肝风亦起，而其人已早无生理矣。雄按：此从吴本采补。观此则粗工之治温热，妄用柴、葛，竭力以耗胃汁而鼓其肝风者，真杀人不以刃也。惟稍佐于凉润方中，或不致为大害。

十二，湿热证，舌遍体白，口渴，湿滞阳明，宜用辛开，如厚朴、草果、半夏、干菖蒲等味。舌白者，言其苔。若苔滑而口不渴者，即属太阴证，宜温之。雄按：苔白不渴，须询其便溺，不热者，始为宜温之的证也。又按：此与第十条证相似，吴本无此条。杨云：湿盛热微之证，初起原可暂用此等药开之，一见湿开化热，便即转手清热，若执此为常用之法，则误矣。注内补出审便溺一层，尤为周到。

此湿邪极盛之候。口渴乃液不上升，非有热也。辛泄太过，即可变而为热，以其属阳明湿邪，开泄则阳气升而热透。而此时湿邪尚未蕴热，故重用辛开，使上焦得通，津液得下也。阳气升则津液化，而得上输下布也。

十三，湿热证，舌根白，舌尖红，湿渐化热，余湿犹滞，宜辛泄佐清热，如蔻仁、半夏、干菖蒲、大豆黄卷、连翘、绿豆衣、六一散

---

① 为：崇文书局本、中医书局本均作"煎"。

② 魋（wěi 伟）：是，对。

③ 盛：崇文书局本、中医书局本均作"甚"。

［五十九］等味。雄按：吴本无此条。

此湿热参半之证。而燥湿之中，即佐清热者，亦所以存阳明之液也。上二条凭验舌以投剂，为临证时要诀。盖舌为心之外候，浊邪上熏心肺，舌苔因而转移。叶氏《温热论》辨舌最精详，宜合观之。雄按：更宜参之《准绳》。

十四，湿热证，初起即胸闷不知人，瞀乱大叫痛，湿热阻闭中上二焦，宜草果、槟榔、鲜菖蒲、芫荽、六一散［五十九］各重用。或加皂角、地浆水煎。雄按：吴本无此条。淦按：此条颇似痧证，宜用灵验痧丸为妙。六一散有甘草，须慎用。

此条乃湿热俱盛之候。而去湿药多、清热药少者，以病邪初起即闭，不得不以辛通开闭为急务，不欲以寒凉凝滞气机也。雄按：芫荽不如用薤白，或可配瓜蒌、栀、豉者，则配之。

十五，湿热证，四五日，口大渴，胸闷欲绝，干呕不止，脉细数，舌光如镜，胃液受劫，胆火上冲，宜西瓜汁、金汁、鲜生地汁、甘蔗汁，磨服郁金、木香、香附、乌药等味。雄按：吴本作西瓜白汁，谓不取瓤中汁，而以瓜肉捣汁也，并无金汁、蔗汁。

此营阴素亏，木火素旺者，木乘阳明，耗其津液，幸无饮邪，故一清阳明之热，一散少阳之邪，不用煎者，取其气全耳。舌光无苔，津枯而非浊壅，反胸闷欲绝者，肝胆气上逆也，故以诸汁滋胃液，辛香散逆气。雄按：凡治阴虚气滞者，可以仿此用药。杨云：比例精当，能如此旁通，方为善读书人。雄又按：有治饮痛一案，宜参。俞惺庵云：嘉善一人，胸胀脘闷，诸治不效，一瓢用续随子煎汤，磨沉香、木香、檀香、降香、丁香，服一月，泻尽水饮而痊。汪按：续随子去油务尽，否则误人。去油法：木床用榰榨后，更宜纸隔重压，换纸多次，方能去净[①]。

十六，湿热证，雄按：吴本下有身热口苦四字。呕吐清水，或痰多，湿热内留，木火上逆，宜温胆汤［九十七］加瓜蒌、雄按：吴本作黄连。碧玉散［五十九］等味。

此素有痰饮，而阳明、少阳同病，故一以涤饮，一以降逆，与上条呕同而治异，正当合参。碧玉散即六一加青黛，以清肝胆之热。上条液枯以动肝胆之火，故干呕；此条痰饮郁其肝胆之火，故呕水。

---

① 净：崇文书局本、中医书局本均作"尽"。

十七，湿热证，呕恶不止，昼夜不瘥，欲死者，肺胃不和，胃热移肺，肺不受邪也，宜用川连三四分，苏叶二三分，两味煎汤，呷下即止。

肺胃不和，最易致呕。盖胃热移肺，肺不受邪，还归于胃，必用川连以清湿热，苏叶以通肺胃。投之立愈者，以肺胃之气非苏叶不能通也。分数轻者，以轻剂恰治上焦之病耳。雄按：此方药止二味，分不及钱，不但治上焦宜小剂，而轻药竟可以愈重病，所谓轻可去实也。合后条观之，盖气贵流通，而邪气挠之，则周行窒滞，失其清虚灵动之机，反觉实矣。惟剂以轻清，则正气宣布，邪气潜消，而窒滞者自通①。设投重药，不但已过病所，病不能去，而无病之地反先遭其克伐。章氏谓：轻剂为吴人质薄而设，殆未明治病之理也。川连不但治湿热，乃苦以降胃火之上冲，苏叶味甘②辛而气芳香，通降顺气，独擅其长，然性温散，故虽与黄连并驾，尚减用分许而节制之，可谓方成知约矣。世人不知诸逆冲上皆属于火之理，治呕辄以姜、萸、丁、桂从事者，皆粗工也。余用以治胎前恶阻，甚妙。

十八，湿热证，咳嗽昼夜不安，甚至喘不得眠者，暑邪入于肺络，宜葶苈、枇杷叶、六一散［五十九］等味。雄按：吴本咳嗽下有喘逆面赤气粗六字，而无甚至句。

人但知暑伤肺气则肺虚，而不知暑滞肺络则肺实。葶苈引滑石直泻肺邪，则病自除。吴子音曰：业师张友樵治一酒客，夏月痰咳，气喘夜不得卧，服凉药及开气药不效，有议用人参、麦冬等药者。师诊其脉，右寸数实，此肺实非肺虚也，投以人参则立毙矣。遂与此方煎服，立愈。明年复感客邪，壅遏肺气，喘咳复作，医有以葶苈进者，服之不效，反烦闷汗泄，师脉其右寸浮数，口渴恶热，冷汗自出，喘急烦闷，曰热邪内壅，肺气郁极，是以逼汗外出，非气虚自汗也。服葶苈而反烦闷者，肺热极盛，与苦寒③相格拒也。夫肺苦气上逆，本宜苦以泄之，而肺欲散，又当兼④食辛以散之，与麻杏甘膏汤［九十八］一剂，肺气得通，而喘止汗敛，诸证悉平矣。杨云：余曾治一酒客，大喘，用《金鉴》苏葶丸而愈，亦与此同，此盖湿热上壅之证也。至案内所云服此益甚，则外感束其肺热，用此降之，则外感反内陷而病

---

① 而窒滞者自通：崇文书局本、中医书局本此下均有"辛甫云：见道之言"句。
② 甘：崇文书局本、中医书局本此下均有"微"字。
③ 苦寒：崇文书局本、中医书局本均作"寒苦"。
④ 兼：崇文书局本、中医书局本均作"急"。

益甚，麻杏甘石正祛外感而清内热之方，故速愈。张君用药则是，而立论高而不切，非垂教后学之法也。

十九，湿热证，十余日，大势已退，惟口渴汗出，骨节雄按：吴本有隐字。痛，雄按：吴本下有不舒，小便赤涩不利八字。余邪留滞经络，宜元米即糯米。汤泡於术，隔一宿，去术煎饮。

病后湿邪未尽，阴液先伤，故口渴身痛。此时救液则助湿，治湿则劫阴，宗仲景麻沸汤之法，取气不取味，走阳不走阴，佐以元米汤，养阴逐湿，两擅其长。杨云：煎法精妙，注亦明析。汪按：此身痛一证，乃湿滞之的验，则口渴未必非湿淫于内而引饮也。然津液亦必须顾虑，以术治湿，不用煎而用泡，既巧妙亦周致①。雄按：用沙参、麦冬、石斛、枇杷叶等味，冬瓜汤煎服亦可。汪按：用冬瓜灵妙，宜加丝瓜络②。

二十，湿热证，数日后，汗出热不除，或痉，忽头痛不止者，营液大亏，厥阴风火上升，宜羚羊角、蔓荆子、钩藤、元参、生地、女贞子等味。雄按：吴本无女贞，有白芍。杨云：白芍不如女贞。

湿热伤营，肝风上逆，血不荣筋而痉，上升颠顶则头痛，热气已退，木气独张，故痉而不厥。投剂以息风为标，养阴为本。雄按：蔓荆不若以菊花、桑叶易之。杨云：蔓荆最无谓，所易甚佳。汪按：枸杞子亦可用，不嫌其腻③。

二十一，湿热证，胸痞发热，肌肉微疼，始终无汗者，腠理暑邪内闭，雄按：吴本无此四字，作气机拂郁、湿热不能达外。杨云：吴本胜于原本。宜六一散［五十九］一两、薄荷叶三四分，雄按：吴本作三四十片。泡汤调下，即汗解。

湿病发汗，昔贤有禁，此不微汗之，病必不除。盖既有不可汗之大戒，复有得汗始解之治法，临证者，当知所变通矣。吴云：此湿热蕴遏，气郁不宣，故宜辛凉解散，汗出灌浴之辈，最多此患。若加头痛恶寒，便宜用香薷温散矣。章云：湿病固非一概禁汗者，故仲景有麻黄加术汤等法，但寒湿在表，法当汗解，湿热在里，必当清利。今以暑湿闭于腠理，故以滑石利毛窍，若闭于经者，又当

---

① 汪按……亦周致：崇文书局本、中医书局本均无此注。
② 汪按……丝瓜络：崇文书局本、中医书局本均无此注。
③ 汪按……不嫌其腻：崇文书局本、中医书局本均无此注。

通其经络可知矣。汪按：吴本薄荷较多，则非微汗矣 ^①。

二十二，湿热证，按法治之，数日后，或 ^② 吐下一时并至者，中气亏损，升降悖逆，宜生谷芽、莲心、雄按：当是莲子。扁豆、米仁、半夏、甘草、茯苓等味，甚者用理中法〔四十五〕。雄按：吴本无此条。若可用理中法者，必是过服寒凉所致。

升降悖逆，法当和中，犹之霍乱之用六和汤也。若太阴惫甚，中气不支，非理中不可。忽然吐下，更当细审脉证，有无重感别邪，或伤饮食。雄按：亦有因忿怒而致者，须和肝胃。

二十三，湿热证，十余日后，左关弦数，腹时痛，时圊血 ^③，肛门热痛，血液内燥，热邪传入厥阴之证，宜仿白头翁法〔九十九〕。

热入厥阴而下利，即不圊血亦当宗仲景治热利法。若竟逼入营阴，安得不用白头翁汤凉血而散邪乎？设热入阳明而下利，即不圊血，又宜师仲景下利谵语用小承气汤〔三十九〕之法矣。雄按：章氏谓小承气汤乃治厥阴热利，若热入阳明而下利，当用黄芩汤〔九〕，此不知《伤寒论》有简误之文也。本文云下利谵语者，有燥矢也，宜小承气汤。既有燥矢，则为太阴转入阳明之证，与厥阴无涉矣。湿热入阳明而下利，原宜宗黄芩汤为法，其有燥矢而谵语者，未尝无其候也，则小承气亦可援例引用焉。

二十四，湿热证，十余日后，尺脉数，下利或咽痛，口渴心烦，下泉不足，热邪直犯少阴之证 ^④，宜仿猪肤汤〔三〕凉润法。

同一下利，有厥少之分，则药有寒凉之异。谓厥阴宜寒，少阴宜凉也。然少阴有便脓之候，不可不细审也。

二十五，湿热证，身冷脉细，汗泄胸痞，口渴舌白，湿中少阴之阳，宜人参、白术、附子、茯苓、益智等味。雄按：吴本无此条。杨云：此等证固有之，然本论湿热却夹入寒湿，又不提明药误，岂不自乱其例？

此条湿邪伤阳，理合扶阳逐湿。口渴为少阴证，乌得妄用寒凉耶？

---

① 汪按……微汗矣：崇文书局本、中医书局本均无此注。
② 或：崇文书局本、中医书局本均作"忽"。
③ 圊（qīng 清）血：便血。
④ 证：崇文书局本、中医书局本均作"阴"。

津液出于舌下少阴经之廉泉穴，故凡少阴受邪，津液不升则渴也。然胸痞舌白，当加厚朴、半夏，或干姜，恐参、术太壅气也。渴者，湿遏阳气，不化津液以上升，非热也。雄按：此湿热病之类证，乃寒湿也，故伤人之阳气。或湿热证治不如法，但与清热失于化湿，亦有此变。但口渴而兼身冷，脉细，汗泄，舌白诸证者，固属阴证宜温，还须察其二便，如溲赤且短，便热极臭者，仍是湿热蕴伏之阳证，虽露虚寒之假象，不可轻投温补也。章氏所云湿遏阳气，不化津液之渴，又为太阴证，而非少阴证矣。

二十六，暑月病，初起但恶寒，面黄口不渴，神倦，四肢懒，脉沉弱，腹痛下利，湿困太阴之阳，宜仿缩脾饮［一百］，甚则大顺散［六十］、来复丹［八十四］等法。雄按：吴本无此条。

暑月为阳气外泄、阴气内耗之时，故热邪伤阴，阳明消烁，宜清宜凉[1]，雄按：此治暑之正法眼藏。太阴告困，湿浊弥漫，宜温宜散。雄按：凡寒湿为病，虽在暑月，忌用凉药，宜舍时从证也。昔贤虽知分别论治，惜不能界画清厘，而创阴暑等名，贻误后学不少。徐洄溪云：天有阴暑，人间有阴热矣[2]。一语破的。汪按：如夏日有阴暑，冬日当有阳寒乎？倘冬日感病，而医者云此为阳寒，治宜凉药，未有不嗤其妄者。而阴暑之名，乃相沿数百年，积非胜是，不可解也[3]。古法最详，医者鉴诸。仲景谓自利不渴者属太阴，以其脏有寒故也。今湿重恶寒不发热，即为太阴证之寒湿也。如或肢冷脉细，必须姜附理中法［四十五］。

二十七，湿热证，按法治之，诸证皆退，惟目瞑则惊悸梦惕，余邪内留，胆气未舒，宜酒浸郁李仁、姜汁炒枣仁、猪胆皮等味。雄按：吴本无此条。

滑可去着，郁李仁性最滑脱，古人治惊后肝系滞而不下，始终目不瞑者，用之以下[4]肝系而去滞。此证借用，良由湿热之邪留于胆中，胆为清虚[5]之府，藏而不泻，是以病去而内留之邪不去，寐则阳气行于阴，胆热内扰，肝魂不安，用郁李仁以泄邪，而以酒行之，酒气独归胆也。枣仁之

① 凉：崇文书局本、中医书局本均作"滋"。

② 矣：崇文书局本、中医书局本此下均有"可谓"二字。

③ 汪按……不可解也：崇文书局本、中医书局本均无此注。

④ 下：崇文书局本、中医书局本均作"治"。

⑤ 虚：崇文书局本、中医书局本均作"净"。

酸，入肝安神，而以姜汁制，安神而又兼散邪也。肝性喜凉散，枣仁、姜汁太温，似宜酌加凉品。雄按：此释甚是，如黄连、山栀、竹茹、桑叶皆可佐也。

二十八，湿热证，曾开泄下夺，恶候皆平，独神思不清，倦语不思食，溺数唇齿干，胃气不输，肺气不布，元神大亏，宜人参、麦冬、石斛、木瓜、生甘草、生谷芽、鲜①莲子等味。雄按：吴本无此条。汪按：百合似亦可用②。

开泄下夺，恶候皆平，正亦大伤，故见证多气虚之象，理合清补元气。若用腻滞阴药，去生便远。雄按：此肺胃气液两虚之证，故宜清补，不但阴腻不可用，且与脾虚之宜于守补温运者亦异。杨云：分别极清。

二十九，湿热证，四五日，忽大汗出，手足冷，脉细如丝或绝，口渴茎痛，而起坐自如，神清语亮，乃汗出过多，卫外之阳暂亡，湿热之邪仍结，一时表里不通，脉故伏，非真阳外脱也，宜五苓散［二十一］去术，加滑石、酒炒川连、生地、芪皮等味。雄按：吴本无川连、生地。

此条脉证，全似亡阳之候，独于举动神气得其真情。噫！此医之所以贵识见也。以口渴茎痛，知其邪结；以神清语亮，知非脱证。雄按：此条原注全似评赞。章氏以为自注，究可疑也。至卫阳暂亡，必由误表所致，湿热仍结，阴液已伤，故以四苓加滑石，导湿下行，川连、生地清火救阴，芪皮固其卫气，用法颇极周密。杨云：发明方意精当。汪按：此注当亦后人所附评语。且此证世所罕见，况亡阳脱证，起坐自如，神清语亮者亦不少，据以辨证，似不甚明确。惟口渴茎痛为亡阳所无耳③。

三十，湿热证，发痉神昏，独④足冷，阴缩，下体外受客寒，仍宜从湿热治，只用辛温之品，煎汤熏洗。杨云：仍从湿热治是矣。辛温熏洗，不愈益其湿乎？不惟治下而遗上也。汪按：熏洗似无大碍，但未必有益⑤。

阴缩为厥阴之外候，合之足冷，全似虚寒，乃谛观本证，无一属⑥

---

① 鲜：崇文书局本、中医书局本均无此字。
② 汪按……亦可用：崇文书局本、中医书局本均无此注。
③ 汪按……所无耳：崇文书局本、中医书局本均无此注。
④ 独：崇文书局本、中医书局本均无此字。
⑤ 汪按……必有益：崇文书局本、中医书局本均无此注。
⑥ 属：崇文书局本、中医书局本均作"大"。

虚，始知寒客下体，一时营气不达，不但证非虚寒，并非上热下寒之可拟也。仍从湿热治之，又何疑耶？发痉神昏，邪犯肝心，若邪重内闭，厥阴将绝，必囊缩足冷而舌亦卷，是邪深垂死之证。本非虚寒，今云由外受客寒，临证更当详细察问为要。雄按：此条本文颇有语病，恐非生白手笔。

三十一，湿热证，初起壮热口渴，脘闷懊恢①，眼欲闭，时谵语，浊邪蒙闭上焦，宜涌泄，用枳壳、桔梗、淡豆豉、生山栀。无汗者加葛根。

此与第九条宜参看，彼属余邪，法当轻散。余邪不净者，自无壮热谵语等证，必与初起邪势重者形状②不同。此则浊邪蒙闭上焦，故懊恢③脘闷；眼欲闭者，肺气不舒也；时谵语者，邪郁心包也。若投轻剂，病必不除。经曰：高者越之。用栀豉汤［十一］，涌泄之剂引胃脘之阳而开心胸之表，邪从吐散。若舌苔薄而清④者，邪未胶结，可吐散；如舌苔厚而有根，浊邪瘀结，须重用辛开苦降。如吐之，邪结不得出，反使气逆而变他证矣。雄按：此释甚是。病在上焦，浊邪未结，故可越之。若已结在⑤中焦，岂可引吐？不但湿热证吐法宜慎也，即痰饮证之宜于取吐者，亦有辨别要诀。赵恕轩《串雅》云：宜吐之证，必须看痰色。吐在壁上，须其痰干之后，有光亮如蜗牛之涎者，无论痰在何经，皆可吐也；若痰干之后无光亮之色者，切忌用吐。彼验痰渍，此验舌苔，用吐者识之⑥。又按：何报之云：子和治病，不论何证，皆以汗、吐、下三法取效，此有至理存焉。盖万病非热则⑦寒，寒者气不运而滞，热者气亦壅而不运，气不运则热郁痰生，血停食积，种种阻塞于中矣。人身气血贵通而不贵塞，非三法何由通乎？又去邪即所以补正，邪去则正自复，但以平淡之饮食调之，不数日而精神勃发矣。故妇人不孕者，此法行后即孕，阴阳和畅也。男子阳道骤兴，非其明验乎？后人不明其理而不敢用，但以温补为稳，杀人如麻，可叹也！汪按：何说乃据倒仓法言之⑧。

①恢：崇文书局本、中医书局本均作"恼"。
②状：崇文书局本、中医书局本均作"势"。
③恢：崇文书局本、中医书局本均作"恼"。
④清：崇文书局本、中医书局本均作"滑"。
⑤在：崇文书局本、中医书局本均作"于"。
⑥之：崇文书局本、中医书局本此下均有"辛甫云引据《博洽》"七字。
⑦则：崇文书局本、中医书局本均作"即"。
⑧汪按……言之：崇文书局本、中医书局本均无此注。

三十二，湿热证，经水适来，壮热口渴，谵语神昏，胸腹痛，或舌无苔，脉滑数，邪陷营分，宜大剂犀角、紫草、茜根、贯众、连翘、鲜菖蒲、银花露等味。雄按：世人但知小柴胡汤一法，而不分伤寒温暑之病，何也？淦按：茜根不若以丹皮、赤芍易之。

热入血室，不独妇女，男子亦有之。不第凉血，并须解毒，然必重剂乃可奏功。仲景谓阳明病下血谵语者，此为热入血室，即指男子而言，故无经水适来之语①。

三十三，热证，上下失血，或汗血，毒邪深入营分，走窜欲泄，宜大剂犀角、生地、赤芍、丹皮、连翘、紫草、茜根、银花等味。雄按：以上四条，吴本无之。丹皮虽凉血而气香走泄，能发汗，惟血热而瘀者宜之，又善动呕，胃弱者勿用。

热逼而上下失血、汗血，势极危，而犹不即坏者，以毒从血出，生机在是，大进凉血解毒之剂，以救阴而泄邪，邪解而血自止矣。血止后，须进参、芪善后乃得。汪按：善后宜兼养血②。汗血即张氏所谓肌衄也。《内经》谓：热淫于内，治以咸寒。方中当增入咸寒之味。此说未知何人所注，亦甚有理也。汪按：可加牡蛎，并有止汗之功，不嫌其涩。此注乃后人所附评语，未羼入原注者，他条俱与原注并合，不可分析矣③。雄按：此条本文，但云热证是感受暑热，而不夹湿邪者也。暑热之气，极易伤营，故有是证。章氏乃云：此篇所谓湿热，即是暑也。然则此条不曰湿热而曰热者，又是何病耶？夫寒暑二气，《易经》即以往来对待言之矣。后之妄逞臆说者，真是冷热未知。辛甫云：辩得是。

三十四，湿热证，七八日，口不渴，声不出，与饮食亦不却，雄按：吴本有二便自通句。默默不语，神识昏迷，进辛香凉泄、芳香逐秽俱不效，此邪入雄按：吴本下有手字。厥阴，主客浑受，宜仿吴又可三甲散[一百一]，醉地鳖虫、醋炒鳖甲、土炒穿山甲、生僵蚕、雄按：吴本无此味。柴胡、桃仁泥等味。

暑湿先伤阳分，然病久不解，必及于阴，阴阳两困，气钝血滞，而

---

① 热入血室不独妇女……之语：崇文书局本、中医书局本均无此段文字。

② 汪按……养血：崇文书局本、中医书局本均无此注。

③ 汪按……不可分析矣：崇文书局本、中医书局本均无此注。

暑湿不得外泄，雄按：据章氏以此为薛氏自注，然叠以暑湿二气并言，以解湿热病证。若谓暑中原有湿，则暑下之湿又为何物乎？一笑。余恐后学迷惑，故不觉其饶舌也。遂深入厥阴，络脉凝瘀，使一阳少阳生气也。不能萌动，生气有降无升，心主阻遏，灵气不通，所以神不清而昏迷默默也。破滞通瘀，斯络脉通而邪得解矣。

海昌许益斋云：此条即伤寒门百合病之类。赵以德、张路玉、陶厚堂以为心病，徐忠可以为肺病，本论又出厥阴治法，良以百脉一宗，悉致其病，元气①不布，邪气淹留，乃祖仲景法，用异类灵动之物。鳖甲入厥阴，用柴胡引之，俾阴中之邪尽达于表；䗪虫入血，用桃仁引之，俾血分之邪尽泄于下；山甲入络，用僵蚕引之，俾络中之邪亦从风化而散。缘病久气钝血滞，非拘拘于恒法所能愈也。汪按：此有神昏一证，可知其非百合病矣。故与百合病异，治百合病，究宜治肺为是②。

三十五，湿热证，口渴苔黄起刺，脉弦缓，囊缩舌硬，谵语昏不知人，两手撮搦，津枯邪滞，宜鲜生地、芦根、生首乌、鲜稻根等味。若脉有力，大便不通③，大黄亦可加入。雄按：吴本无此条。汪按：首乌味涩，似未妥④。胃津劫夺，热邪内据，非润下以泄邪则不能达，故仿承气之例，以甘凉易苦寒，正恐胃气受伤，胃津不复也。

三十六，湿热证，发痉撮空，神昏笑妄，舌苔干黄起刺，或转黑色，大便不通者，热邪闭结胃腑，宜用承气汤［六］下之。雄按：以下十一条从吴本补入。

撮空一证，昔贤谓非大实即大虚，虚则神明涣散，将有脱绝之虞；实则神明被逼，故多撩乱之象。今舌苔黄刺干涩，大便闭而不通，其为热邪内结，阳明腑热显然矣。徒事清热泄邪，止能散络中流走之热，不能除胃中蕴结之邪，故假承气以通地道。然舌不干黄起刺者，不可投也。雄按：第二十八条有曾开泄下夺之文，则湿热病原有可下之证，惟湿未化燥，腑实未结者，

---

① 气：崇文书局本、中医书局本均作"神"。

② 汪按……治肺为是：崇文书局本、中医书局本均无此注。

③ 通：崇文书局本、中医书局本此下均有"者"字。

④ 汪按……似未妥：崇文书局本、中医书局本均无此注。

不可下耳，下之则利不止。如已燥结，亟宜下夺，否则垢浊熏蒸，神明蔽塞，腐肠烁液，莫可挽回，较彼伤寒之下不嫌迟，去死更速也。杨云：通透之论。

承气用硝、黄，所以逐阳明之燥火实热，原非湿热内滞者所宜用。然胃[①]中津液为热所耗，甚至撮空撩乱，舌苔干黄起刺，此时胃热极盛，胃津告竭，湿火转成燥火，故用承气以攻下。承气者，所以承接未亡之阴气于一线也。湿温病至此亦危矣哉！汪按：治温热与伤寒异，而温热坏证多与伤寒同[②]。

雄按：董废翁云：外感之邪，既不得从元腑透达，则必向里而走空隙，而十二脏腑之中，惟胃为水谷之海，其上有口，其下有口，最虚而善受，故诸邪皆能入之。邪入则胃实矣，胃实则津液干矣，津液干则死矣。杨乘六云：此言道尽感证致死根由，彼肆用风燥之剂劫液，夭人生命者，正坐不知此义耳！余谓凡治感证，须先审其胃汁之盛衰，如邪渐化热，即当濡润胃腑，俾得流通，则热有出路，液自不伤，斯为善治。若恃承气汤为焦头烂额之客，讵非曲突徙薪[③]之不早耶？杨云：陈修园自谓读《伤寒论》数十年，然后悟出存津液三字，而其用药，仍偏辛燥，不知其所悟者何在？得孟英反复申明，迷者庶可大悟乎！汪按：此条语语破的，杨评亦妙。存津液固为治温暑诸证之要务，然非专恃承气汤急下存津一法也[④]。

三十七，湿热证，壮热口渴，自汗身重，胸痞，脉洪大而长者，此太阴之湿与阳明之热相合，宜白虎加苍术汤［一百二］。

热渴自汗，阳明之热也；胸痞身重，太阴之湿兼见矣。脉洪大而长，知湿热滞于阳明之经。故用苍术白虎汤以清热散湿，然乃热多湿少之候。

雄按：徐氏云：暑不夹湿，苍术禁用。

白虎汤［七］仲景用以清阳明无形之燥热也。胃汁枯涸者，加人参以生津，名曰白虎加人参汤［八］。雄按：余于血虚加生地，精虚加枸杞，有痰者

---

① 胃：崇文书局本、中医书局本均作"胸"。

② 汪按……与伤寒同：崇文书局本、中医书局本均无此注。

③ 曲突徙薪：语出《汉书·霍光传》："臣闻客有过主人者，见其灶直突，旁有积薪。客谓主人，更为曲突，远徙其薪，不者且有火患。"后用以比喻防患于未然。突，烟囱。薪，柴。

④ 汪按……一法也：崇文书局本、中医书局本均无此注。

加半夏，用之无不神效。身中素有痹气者，加桂枝以通络，名曰桂枝白虎汤〔八十九〕，而其实意在清胃热也。是以后人治暑热伤气，身热而渴者，亦用白虎加人参汤；热渴汗泄，肢节烦疼者，亦用白虎加桂枝汤；胸痞身重兼见，则于白虎汤中加入苍术以理太阴之湿；寒热往来兼集，则于白虎汤中加入柴胡以散半表半里之邪。雄按：余治暑邪炽盛，热渴汗泄而痞满气滞者，以白虎加厚朴极效。凡此皆热盛阳明，他证兼见，故用白虎清热，而复各随证以加减。杨云：此论极圆活，可悟古方加减之法。苟非热渴汗泄，脉洪大者，白虎便不可投，辨证察脉，最宜详审也。雄按：热渴汗泄而脉虚者，宜甘药以养肺胃之津。汪按：若大汗脉虚，身凉不热，口润不渴，则为亡阳脱证，非参、附回阳不能挽救。洄溪《医论》谓：阳未亡则以凉药止汗，阳已亡则以热药止汗。此中转变，介在几微，辨之精且详矣，学者宜究心焉①。

三十八，湿热证，湿热伤气，四肢困倦，精神减少，身热气高，心烦溺黄，口渴自汗，脉虚者，东垣用清暑益气汤〔一百三〕主治。

同一热渴自汗，而脉虚神倦，便是中气受伤，而非阳明郁热。清暑益气汤乃东垣所制，方中药味颇多，学者当于临证时斟酌去取可也。

雄按：此脉此证，自宜清暑益气以为治，但东垣之方，虽有清暑之名，而无清暑之实。观江南仲治孙子华之案、程杏轩治汪木工之案可知，故临证时须斟酌去取也。汪按：清暑益气汤，洄溪讥其用药杂乱固当，此云无清暑之实尤确。余每治此等证，辄用西洋参、石斛、麦冬、黄连、竹叶、荷秆、知母、甘草、粳米、西瓜翠②衣等，以清暑热而益元气，无不应手取效也。汪按：此方较东垣之方为妥，然黄连尚宜酌用③。

三十九，暑月热伤元气，气短倦怠，口渴多汗，肺虚而咳者，宜人参、麦冬、五味子等味。汪按：徐洄溪谓麦冬、五味咳证大忌，惟不咳者可用是也④。

此即《千金》生脉散也。与第十八条同一肺病，而气粗与气短有分，

---

① 汪按……究心焉：崇文书局本、中医书局本均无此注。
② 翠：崇文书局本、中医书局本均无此字。
③ 汪按……宜酌用：崇文书局本、中医书局本均无此注。
④ 汪按……可用是也：崇文书局本、中医书局本均无此注。

则肺实与肺虚各异，实则泻而虚则补，一定之理也。然方名生脉，则热伤气之脉虚欲绝可知矣。汪按：脉虚为的验，若弦数者，岂可轻试乎^①？

雄按：徐洄溪云：此伤暑之后，存其津液之方也。观方下治证，无一字治暑邪者。庸医以之治暑病，误之甚矣。其命名之意，即于复脉汤内取用参、麦二味，因止汗故加五味子。近人不论何病，每用此方收住邪气，杀人无算。用此方者，须详审其邪之有无，不可徇俗而视为治暑之剂也。

四十，暑月乘凉饮冷，阳气为阴寒所遏^②，皮肤蒸热，凛凛畏寒，头痛头重，自汗烦渴，或腹痛吐泻者，宜香薷、厚朴、扁豆等味。汪按：香薷惟暑月受凉无汗者宜之，有汗者宜慎用^③。

此由避暑而感受寒湿之邪，虽病于暑月，而实非暑病。昔人不曰暑月伤寒湿，而曰阴暑，以致后人淆惑，贻误匪轻，今特正之。其用香薷之辛温，以散阴邪而发越阳气；厚朴之苦温，除湿邪而通行滞气；扁豆甘淡，行水和中。倘无恶寒头痛之表^④证，即无取香薷之辛香走窜矣；无腹痛吐利之里证，亦无取厚朴、扁豆之疏滞和中矣。故热渴甚者，加黄连以清暑，名四味香薷饮，减去扁豆名黄连香薷饮；湿盛^⑤于里，腹膨泄泻者，去黄连加茯苓、甘草，名五物香薷饮；若中虚气怯，汗出多者，加人参、芪、白术、橘皮、木瓜，名十味香薷饮。然香薷之用，总为寒湿外袭而设，杨云：古人亦云：夏月之用香薷，犹冬月之用麻黄。不可用以治不夹寒湿之暑热也。略参拙意。汪按：十味香薷饮用药亦太杂^⑥。

四十一，湿热内滞太阴，郁久而为滞下，其证胸痞腹痛，下坠窘迫，脓血稠黏，里结后重，脉臭数者，宜厚朴、黄芩、神曲、广皮、木香、槟榔、柴胡、煨葛根、银花炭、荆芥炭等味。汪按：柴、葛终嫌不妥。凡病身热脉数，是其常也。惟痢疾身热脉数，其证必重^⑦。

---

① 汪按……可轻试乎：崇文书局本、中医书局本均无此注。
② 遏：崇文书局本、中医书局本均作"逼"。
③ 汪按……慎用：崇文书局本、中医书局本均无此注。
④ 表：崇文书局本、中医书局本均作"外"。
⑤ 盛：崇文书局本、中医书局本均作"甚"。
⑥ 汪按……太杂：崇文书局本、中医书局本均无此注。
⑦ 汪按……其证必重：崇文书局本、中医书局本均无此注。

古之所谓滞下，即今所谓痢疾也。由湿热之邪内伏太阴，阻遏气机，以致太阴失健运，少阳失疏达，热郁湿蒸，传导失其常度，蒸为败浊，脓血下注肛门，故后重气壅不化，仍数至圊而不能便。伤气则下白，伤血则下赤，气血并伤，赤白兼下，湿热盛极，痢成五色。汪按：昔人有谓红痢属热，白痢属寒者，谬说也。痢疾大抵皆由暑热，其由于寒者，千不得一，惟红属血，白属气，则为定论[1]。故用厚朴除湿而行滞气，槟榔下逆而破结气，黄芩清庚金之热，木香、神曲疏中气之滞，葛根升下陷之胃气，柴胡升土中之木气。汪按：蛮升无益而有害[2]。热侵血分而便血，以银花、荆芥入营清热。汪按：地榆炭、丹皮炭亦可用[3]。若热盛于里，当用黄连以清热，大实而痛，宜增大黄以逐邪。昔张洁古制芍药汤以治血痢，方用归、芍、芩、连、大黄、木香、槟榔、甘草、桂心等味，而以芍药名汤者，盖谓下血必调藏血之脏，故用之为君，不特欲其土中泻木，抑亦赖以敛肝和阴也。然芍药味酸性敛，终非湿热内蕴者所宜服。汪按：芍药、甘草，乃治痢疾腹痛之圣剂，与湿热毫无所碍，不必疑虑[4]。倘遇痢久中虚，而宜用芍药、甘草之化土者，恐难任芩、连、大黄之苦寒，木香、槟榔之破气。若[5]其下痢初作，湿热正盛者，白芍酸敛滞邪，断不可投。汪按：初起用之亦无碍，并不滞邪，已屡试矣[6]。此虽昔人已试之成方，不敢引为后学之楷式也。

雄按：呕恶者忌木香，汪按：后重非木香不能除，则用木香佐以止呕之品可也[7]。无表证者忌柴、葛。汪按：即有表证亦宜慎用[8]。盖胃以下行为顺，滞下者，垢浊欲下而气滞也，杂以升药，浊气反上冲而为呕恶矣。汪按：升清降浊则可，今反升浊，岂不大谬[9]？至洁古芍药汤之桂心，极宜审用。苟热邪内盛者，虽有芩、连、大黄之监制，亦恐其有跋扈之患也。若芍药之酸，

---

① 汪按……则为定论：崇文书局本、中医书局本均无此注。
② 汪按……有害：崇文书局本、中医书局本均无此注。
③ 汪按……亦可用：崇文书局本、中医书局本均无此注。
④ 汪按……不必疑虑：崇文书局本、中医书局本均无此注。
⑤ 若：崇文书局本、中医书局本均无此字。
⑥ 汪按……已屡试矣：崇文书局本、中医书局本均无此注。
⑦ 汪按……可也：崇文书局本、中医书局本均无此注。
⑧ 汪按……宜慎用：崇文书局本、中医书局本均无此注。
⑨ 汪按……岂不大谬：崇文书局本、中医书局本均无此注。

不过苦中兼有酸味，考《本经》原主除血痹，破坚积、寒热、疝瘕，为敛肝气、破血中气结之药，仲圣于腹中满痛之证多用之，故太阴病脉弱，其人续自便利，设当行大黄、芍药者宜减之，以胃气弱易动故也。盖大黄开阳结，芍药开阴结，自便利者宜减，则欲下而窒滞不行之痢正宜用矣。杨云：是极。芍药汤治湿热下利，屡有奇效，其功全在芍药，但桂心亦须除去为妥^①。汪按：白芍开结，佐以甘草和中，必不有碍胃气，乃治痢必用之品，不但治血痢也。况白芍之酸，嗽证尚且不忌，则治痢用之有何顾忌乎^②？

四十二，痢久伤阳，脉虚滑脱者，真人养脏汤［一百六］加甘草、当归、白芍。

脾阳虚者，当补而兼温，然方中用木香，必其腹痛未止，故兼疏滞气；用归、芍，必其阴分亏残，故兼和营阴。汪按：果系虚寒滑脱，固宜温涩，今既云阴分亏残，岂可妄投温燥，以速其死乎^③？但痢虽脾疾，久必传肾，以肾为胃关，司下焦而开窍于二阴也。汪按：所伤者肾阴，非肾阳也，蛮助肾阳何益^④！况火为土母，欲温土中之阳，必补命门之火。若虚寒甚而滑脱者，当加附子以补阳，不得杂入阴药矣。汪按：虚寒滑脱，诚宜参、附、粟壳，然忘却此篇本专论湿热病矣^⑤。

雄按：观此条似非一瓢手笔，而注则断非本人自注。汪按：当亦后人所附评语^⑥。叶香岩云：夏月炎热，其气俱^⑦浮于外，故为蕃秀之月，过食寒冷，郁其暑热，不得外达。汪按：亦有不食寒冷而患痢者^⑧。食物厚味，为内伏之火煅炼成积，伤于血分则为红，伤于气分则为白；气滞不行，火气逼迫于肛门，则为后重；滞于大肠，则为腹痛。故仲景用下药通之，河间、丹溪用调血和气而愈。此时令不得发越，至秋收敛于内而为痢也。汪按：

---

① 杨云……为妥：此段注文崇文书局本、中医书局本均位于上文"至洁古芍药汤之桂心，极宜审用"句下。

② 汪按……有何顾忌乎：崇文书局本、中医书局本均无此注。

③ 汪按……以速其死乎：崇文书局本、中医书局本均无此注。

④ 汪按……何益：崇文书局本、中医书局本均无此注。

⑤ 汪按……湿热病矣：崇文书局本、中医书局本均无此注。

⑥ 汪按……评语：崇文书局本、中医书局本均无此注。

⑦ 俱：崇文书局本、中医书局本均作"皆"。

⑧ 汪按……患痢者：崇文书局本、中医书局本均无此注。

亦有夏月即痢者^①。此理甚明，何得误认为寒而用温热之药？余历证四十余年，治痢惟以疏理推荡清火，而愈者不计其数。观其服热药而死者甚多，汪按：余生平治痢，必宗叶氏之论，惟曾误服温涩者，每多不救，其余无不愈者^②。同志之士，慎勿为景岳之书所误以杀人也。汪按：可谓苦口婆心，无如世之宗景岳者，必不肯信从也^③。聂久吾云：痢疾投补太早，锢塞邪热在内，久而正气已虚，邪气犹盛，欲补而治^④之则助邪，欲清而攻^⑤之则愈滑，多致不救。汪按：幸而不死，亦必成休息痢，终身不瘥^⑥。徐洄溪云：夏秋之间，总由湿热积滞，与伤寒^⑦三阴之利不同，汪按：学者切记^⑧。后人竟用温补，杀人无算，触目伤怀。尤拙吾云：痢与泄泻，其病不同，其治亦异。泄泻多由寒湿，寒则宜温，湿则宜燥也；痢多成于湿热，热则宜清，湿则宜利也。虽泄泻有热证，毕竟寒多于热；痢病亦有寒证，毕竟热多于寒。是以泄泻经久，必伤于阳，而肿胀喘满之变生；痢病经久，必损于阴，而虚烦痿废之疾起。痢病兜涩太早，湿热流注，多成痛痹；泄泻疏利过当，中虚不复，多作脾劳。此余所亲历，非臆说也。或问：热则清而寒则温是矣，均是湿也。或从利，或从燥，何欤？曰：寒湿者，寒从湿生，故宜苦温燥其中；湿热者，湿从热化，故宜甘淡滑石之类。汪按：茯苓、通草亦是^⑨。利其下。盖燥性多热，利药多寒，便利则热亦自去，中温则寒与俱消。寒湿必本中虚，不可更行清利；湿热郁多成毒，不宜益以温燥也。合诸论而观之，可见痢久伤阳之证，乃绝无而仅有者。然则真人养脏^⑩汤，须慎重而审用矣。犹谓其杂用阴药，岂未闻下多亡阴之语乎？须知阳脱者，亦由阴先亡而阳

---

① 汪按……即痢者：崇文书局本、中医书局本均无此注。
② 汪按……无不愈者：崇文书局本、中医书局本均无此注。
③ 汪按……不肯信从也：崇文书局本、中医书局本均无此注。
④ 治：崇文书局本、醉六堂本、中医书局本均作"涩"。
⑤ 攻：崇文书局本、中医书局本均作"疏"。
⑥ 汪按……终身不瘥：崇文书局本、中医书局本均无此注。
⑦ 寒：崇文书局本、中医书局本此下均有"传入"二字。
⑧ 汪按……切记：崇文书局本、中医书局本均无此注。
⑨ 汪按……亦是：崇文书局本、中医书局本均无此注。
⑩ 脏：崇文书局本、中医书局本此下均有"之"字。

无依，如盏中之油，干则火灭也。汪按：辨得明畅，庶免误人[①]。

四十三，痢久伤阴，虚坐努责者，宜用熟地炭、炒当归、炒白芍、炙甘草、广皮之属。

里结欲便，坐久而仍不得便者，谓之虚坐努责。凡里结属火居多，火性传送至速，郁于大肠，窘迫欲便，而便仍不舒，故痢疾门中，每用黄芩清火，甚者用大黄逐热。若痢久血虚，血不足则生热，亦急迫欲便，但久坐而不得便耳，此热由血虚所生，故治以补血为主。里结与后重不同，里结者，急迫欲便；后重者，肛门重坠。里结有虚实之分，实为火邪有余，虚为营阴不足。后重有虚实之异，实为邪实下壅，虚由气虚下陷。是以治里结者，有清热养阴之异；治后重者，有行气升补之殊。虚实之辨，不可不明。汪按：辨析精细允当，言言金玉[②]。

雄按：审属痢久而气虚下陷者，始可参用升补。若初痢不夹风邪，久痢不因气陷者，升、柴不可轻用，故喻氏逆流挽舟之说，尧封斥为伪法也。

四十四，暑湿内袭，腹痛吐利，胸痞脉缓者，湿浊内阻太阴，宜缩脾饮［一百］。

此暑湿浊邪伤太阴之气，以致土用不宜，太阴告困，故以芳香涤秽，辛燥化湿为制[③]也。

雄按：虽曰暑湿内袭，其实乃暑微湿盛之证，故用药如此。汪按：此有脉缓可征，故宜用温药[④]。

四十五，暑月饮冷过多，寒湿内留，水谷不分，上吐下泻，肢冷脉伏者，宜大顺散［六十］。

暑月过于贪凉，寒湿外袭者，有香薷饮；寒湿内侵者，有大顺散。夫吐泻肢冷脉伏，是脾胃之阳为寒湿所蒙，不得升越，故宜温热之剂，调脾胃利气散寒。然广皮、茯苓，似不可少，此即仲景治阴邪内侵之霍乱，而

---

① 汪按……误人：崇文书局本、中医书局本均无此注。
② 汪按……言言金玉：崇文书局本、中医书局本均无此注。
③ 制：崇文书局本、中医书局本均作"剂"。
④ 汪按……用温药：崇文书局本、中医书局本均无此注。

用理中汤之旨乎？略参拙意。

雄按：此条明言暑月饮冷过多，寒湿内留，水谷不分之吐利，宜大顺散治之，是治暑月之寒湿病，非治暑也，读者不可草率致误。若肢冷脉伏，而有苔黄烦渴，溲赤便秘之兼证，即为暑热致病，误投此剂，祸不旋踵。汪按：洄溪论大顺散，语见第五卷本方下①。

四十六，肠痛下利，胸痞烦躁口渴，脉数大，按之豁然空者，宜冷香饮子［一百七］。

此不特湿邪伤脾，抑且寒邪伤肾。烦躁热渴，极似阳邪为病，惟数大之脉，按之豁然而空，知其躁渴等证，为虚阳外越，而非热邪内扰，故以此方冷服，俾下咽之后，冷气既消，热性乃发，庶药气与病气无扞格之虞也。

雄按：此证亦当详审，如果虚阳外越，则其渴也必不嗜饮，其舌色必淡白，或红润，而无干黄黑燥之苔，其便溺必溏白而非秽赤，苟不细察，贻误必多。《医师秘笈》仅载前三十五条，江白仙本与《温热赘言》于三十五条止采二十条，而多后之十一条，且编次互异，无从订正。偶于友人顾听泉学博处，见钞本《湿热条辨》云：曩得于吴人陈秋垞赞府②者，虽别无发明，而四十六条全列，殆原稿次序固如是耶？今从之，俾学者得窥全豹焉。

又按：喻氏云：湿温一证，即藏疫疠在内，一人受之则为湿温，一方受之则为疫疠。杨云：以下论治疫之法，纲领已具，学者于此究心焉，庶免多歧之惑③。余谓此即仲圣所云清浊互中之邪也。石顽亦云：时疫之邪，皆从湿土郁蒸而发，土为受盛之区，平时污秽之物无所不容，适当邪气蒸腾，不异瘴雾之毒，或发于山川原陆，或发于河井沟渠，人触之者，皆从口鼻流入膜原，而至阳明之经，脉必右盛于左。盖湿土之邪以类相从而犯于胃，所以右手脉盛也。阳明居太阳之里，少阳之外，为三阳经之中道，故初感一二日间，邪犯膜原，但觉背微恶寒，头额晕胀，胸膈痞满，手指酸麻，

① 汪按……本方下：崇文书局本、中医书局本均无此注。
② 赞府：古代对县丞的尊称。
③ 惑：崇文书局本、中医书局本均作"患"。

此为时疫之报使，与伤寒一感便发热头痛不同。至三日以后，邪乘表虚而外发，则有昏热头汗，或咽肿发斑之患；邪乘里虚而内陷，或夹饮食，则有呕逆痞满，嘈杂失血，自利吐蛔之患；若其人平素津枯，兼有停滞，则有谵语发狂言，舌苔黄黑，大便不通之患；平素阴亏，则有头面赤热，足膝逆冷，雄按：此二端亦有不属阴虚，而胃中浊气上熏，肺为热壅，无以清肃下行而使然者。至夜发热之患。若喘哕冷汗，烦扰瘛疭等证，皆因误治所致也。盖伤寒之邪，自表传里；温热之邪，自里达表；雄按：此谓伏气发为温热也，若外感风温、暑热，皆上焦先受。疫疠之邪，自阳明中道，随表里虚实而发，不循经络传次也。以邪既伏中道，不能一发便尽。雄按：夏之湿温，秋之伏暑，病机皆如此，治法①有区别。故有得汗热除，二三日复热如前者；有得下里和，二三日复见表热者；有表和复见里证者。总由邪气内伏，故屡夺屡发，不可归咎于调理失宜，复伤风寒饮食也。汪按：此真阅历之言②。外解无如香豉、葱白、连翘、薄荷之属，内清无如滑石、芩、连、山栀、人中黄之属，下夺无如硝、黄之属。如见发热自利，则宜葛根、芩、连；雄按：葛根宜慎用，余易以滑石、银花，较妥。汪按：宜用绿豆③。胸膈痞满，则宜枳、桔、香附；雄按：桔梗太升，须少用；香附太燥，宜酌用。余则以厚朴主湿满，石菖蒲主痰痞，贝母主郁结，皆妙。汪按：用制香附无碍④。呕吐呃逆，则宜藿香、芩、连；雄按：热炽者，以竹茹、枇杷叶易藿香。衄血下血，则宜犀角、丹皮；发斑咽痛，则宜犀角、牛蒡；亚枝云：发斑咽烂者，宜用锡类散［一百十］吹之。烦渴多汗，则宜知母、石膏；愈后食复、劳复，则宜枳实、栀、豉，汪按：宜加竹茹⑤。随证加萎蕤、茯苓、丹皮、芍药之类，汪按：萎蕤宜慎用⑥。皆为合剂。而香豉、人中黄，又为时疫之专药，以其总解温热时行外内热毒也。顾雁庭云：喻氏治疫，以解毒为主，即又可之专用大黄，叶氏之银花、金汁同用，皆此意也。雄按：松峰之青蒿、绿豆，亦犹是耳。当知其证，虽有内外之

---

① 法：崇文书局本、中医书局本此下均有"却"字。
② 汪按……之言：崇文书局本、中医书局本均无此注。
③ 汪按……绿豆：崇文书局本、中医书局本均无此注。
④ 汪按……无碍：崇文书局本、中医书局本均无此注。
⑤ 汪按宜加竹茹：崇文书局本、中医书局本均无此注。
⑥ 汪按……慎用：崇文书局本、中医书局本均无此注。

殊，一皆火毒为患，绝无辛温发散之例，每见穷乡僻壤无医药之处，热极恣饮凉水，多有浃然汗出而解者。汪按：昔人亦有多饮杀人之戒，须知。又见乡人有捣鲜车前草汁饮之者，甚妙①。此非宜寒凉不宜辛热之明验乎？顾雁庭云：脉证不必大凉，而服大凉之药，似有害而终无害者，疫也；脉证可进温补，而投温补之剂，始似安而渐不安者，疫也。雄按：疫证皆属热毒，不过有微甚之分耳。间有服温补而得生者，必本非疫证，偶病于疫疠盛行之际，遂亦误指为疫也。或热邪不重，过服寒凉，亦宜温补回春，然非疫疠②正治之法，学者辨之。汪按：温补得生者，乃暑月乘凉饮冷，中于寒湿之病，与中于热毒之病大相迳庭，故云本非疫证，读者不以辞害意可也③。故一切风燥辛热，皆不可犯。每见④粗工用羌、独、柴、前、苍、芷、芎、防之类⑤，引火上逆，亢热弥甚者，以风燥之药性皆上升横散，如炉冶得鼓铸之力也；用朴、半、槟榔、青皮、木香等耗气之药，胸膈愈加痞满者，汪按：庸手见此，必指为虚⑥。揠苗助长之道也。雄按：又可达原饮，必湿盛热微者可用，未可执为定法。有下证已具，而迟疑不敢攻下，屡用芩、连不应者，此与扬汤止沸不殊也。至于发狂谵语，舌苔焦黑，而大便自利，证实脉虚不可攻者，雄按：清热救阴，间亦可愈。及烦热痞闷，冷汗喘乏，四肢逆冷，六脉虚微，不受补者，皆难图治也。时疫变证多端，未能一一曲尽，聊陈大略如⑦此。雄按：小儿痘证，多挟疫疠之气而发，伍氏谓痘毒藏于脾经，正与此论合，故费氏专讲痘疫，以救非常痘证之偏，厥功伟矣。后人不察，訾其偏任寒凉，盖未知痘之同于疫也，审其为疫，必宗其法。又可曾亦论及，近惟王清任知之。余谓麻疹亦有因疫疠之气而发者，故治法亦与温热相埒⑧也。习幼科者，于温热、暑疫诸证，因其可不细心讨究耶？汪按：治痘专任寒凉，究非正轨，痘证本与斑疹不同也。此谓费氏之法，特以救非常之痘，则知寻常之痘，未可概

---

① 汪按……甚妙：崇文书局本、中医书局本均无此注。

② 疠：崇文书局本、中医书局本均作"证"。

③ 汪按……可也：崇文书局本、中医书局本均无此注。

④ 每见：崇文书局本、中医书局本均无此二字。

⑤ 类：崇文书局本、中医书局本均作"属"。

⑥ 汪按……为虚：崇文书局本、中医书局本均无此注。

⑦ 如：崇文书局本、中医书局本均作"于"。

⑧ 埒（liè 劣）：相等。

施。若奉费氏为治痘定法，而置温托诸法于不用，是又大误矣。即如温热病，固大忌温补，而病情万变，至其坏证，却与伤寒坏证无异，有必须温补挽救者，亦不可执一也。然岂可奉温补为治温热病之定法乎①？

又按：李东垣云：脾胃受劳役之疾，饮食又复失节，耽病日久，及事息心安，饱食太甚，病乃大作。向者壬辰改元，京师戒严，迨三月下旬，受敌者凡半月，解围之后，都人之不受病者，万无一二，既病而死者，继踵不绝，都门十有二所，每日各门所送，多者二千，少者不下一千，似此者，几三月，此百万人，岂俱感风寒外伤者耶？大抵人在围城中，饮食失节，劳役所伤，不待言而知。由其朝饥暮饱，起居不时，寒温失所，动经两三月，胃气亏乏久矣，一旦饱食太过，感而伤人，而又调治失宜，或发表或攻下，致变结胸发黄，又以陷胸、茵陈等汤下之，无不死者。盖初非伤寒，以误治而变似真伤寒之证，皆药之罪也。因以生平已试之效，著《内外伤辨惑论》一篇云。俞惺斋曰：此即大兵之后，继以大疫之谓也，观此论而始晓。然于劳役饥饱之病源，诚哉其为内伤矣。必如是之疫，不宜凉泻，而宜温养矣。若白虎、承气、达原饮，正犯东垣所诃责也。考其时为金天兴元年，因蒙古兵退而改元耳。寻以疫后，医师僧道园户儥②棺者擅厚利，命有司③倍征以助国用，民生其时，岂不苦极！若太平之世，民皆逸乐饱暖，纵有劳役及饮食失节者，不过经营辛苦之辈，设不兼外感，亦不遽病，故如是之疫绝无，而恰合东垣内伤论之病亦甚少。惟饱暖思淫欲，凡逸乐者，真阴每耗，则外感病中之阴虚证反不少耳。

又按：罗谦甫云：总帅相公年近七旬，南征过扬州，俘虏万余口，内选美色室女近笄者四，置于左右。余曰：新虏之人，其惊忧之气蓄于内，加以饮食失节，多致疾病，近之则邪气传染，为害最大，况年高气弱，尤宜慎也！总帅不听，至腊月班师大雪，新虏人冻馁④，皆病头疼咳嗽，自利腹痛，多致死亡。正月至汴，相公因赴贺宴，痛饮数次，遂病，脉沉细

<hr>

① 汪按……定法乎：崇文书局本、中医书局本均无此注。
② 儥（yù 玉）：买卖。
③ 有司：古代设官分职，各有专司，因称官吏为"有司"。
④ 冻馁：指受冻挨饿。

而弦，三四动一止，见证与新房人无异，三日而卒。《内经》云：乘年之虚，遇月之空，失时之和①，因而感邪，其气至骨，可不畏哉！俞惺斋曰：按喻氏论疫，引仲景辨②脉篇中寸口脉阴阳俱紧者一节，阐发奥理，谓清邪中上，从鼻而入于阳；浊邪中下，从口而入于阴。在阳则发热头疼，项强颈挛；在阴则足膝逆冷，便溺妄出。大凡伤寒之邪，由外廓而入，故递传六经；疫邪由口鼻而入，故直达三焦。三焦相混，内外不通，致有口烂食断，声哑咽塞，痈脓下血，脐筑湫痛③等变。治法未病前预饮芳香正气药，使邪不能入。若邪既入④，则以逐秽为第一义，此与吴又可之论暗合，较之李、罗二家所述劳役、忧惊、冻馁致病者迥别。然各有至理，医者须详察病因，谛参脉证而施治也。汪按：据此则知疫病之因不一，断不能执一方以概治矣⑤。惟云因病致死，病气尸气，混合不正之气，种种恶秽，交结互蒸，人在其中，无隙可避，斯无人不病，是诚诸疫所同。然曩崇祯十六年，自八月至十月，京城大疫，猝然而死，医祷不及，后有外省人员到京，能识此证，看膝弯后有筋肿起，紫色无救，红色速刺出血可无患，以此救活多人，病⑥亦渐息，是亦医者所当知也。盖血出则疫毒外泄，故得生也。

按：又有羊毛瘟者，病人心前背后有黑点如蚝蚕斑者是也，以小针于黑处挑之，即有毛出，须挑拔净尽乃愈。又《辍耕录》载：元伯颜平宋后，搜取大黄数十车，满载而去，班师过淮，俘掠之民及降卒，与北来大兵咸病疫，以大黄疗之，全活甚众。《宋元通鉴》载作耶律楚材灭夏之事，则大黄洵治疫之妙品也。又可《温疫论》赞大黄为起死神丹，原非杜撰，然则李、罗二家之说，又未可为兵后病疫之定法矣。汪按：李、罗二说，虽非定法，然亦不可不知，近年所见颇有合于李、罗之说者，但谓之非正疫治法则可，医家大抵各明一义，全在善读书者融会贯通也。盖今世谓治疫必宜温热之剂，固属谬论，然谓疫病断无宜

---

① 和：崇文书局本、中医书局本均作"宜"。
② 辨：崇文书局本、中医书局本均作"平"。
③ 脐筑湫痛：中医病证名，指脐中筑筑然跳动，拘急绞痛。
④ 入：崇文书局本、中医书局本均作"久"。
⑤ 汪按……以概治矣：崇文书局本、中医书局本均无此注。
⑥ 病：崇文书局本、中医书局本均作"疫"。

用温热者，则又胶滞之见矣。要在随证施治，用得其当耳^①。

雄按：《续医说》云：王宇泰谓圣散子方，因东坡先生作序，由是天下神之。宋末辛未年，永嘉瘟疫，服此方被害者，不可胜纪。余阅《石林避暑录话》云：宣和间，此药盛行于京师，太学生信之尤笃，杀人无算，医顿废之。昔坡翁谪居黄州时，其地濒江多卑湿，而黄之居人所感者，或因中湿而病，或因雨水浸淫而得，所以服之多效，以是通行于世，遗祸无穷也。弘治癸丑年，吴中疫疠大作，吴邑令孙磐，令医人修合圣散子，遍施^②街衢，并以其方刊行，病者服之，十无一生，率皆狂躁昏瞀而死。噫！孙公之意，本以活人，殊不知圣散子方中有附子、良姜、吴萸、豆蔻、麻黄、藿香等药，皆性味温燥，反助热邪，不死何待？苟不辨证而一概施治，杀人利于刀剑。有能广此说以告人，亦仁者之一端也。余谓疫疠多属热邪，如老君神明散、务成萤火丸、仓公辟温丹、子建杀鬼丸，皆为禁例，设好仁不好学，轻以传人，其祸可胜道哉！汪按：曰辨证，曰好学，皆宜着眼，此等温燥之方，本以治寒湿，乃用以治燥热，宜其杀人也。即此论而反观之，则知遇寒湿之证，而以治燥热之方投之，亦必杀人矣。故传方者，非轻淡平稳之方，切勿妄传，否则有利亦必有害也^③。夫以东坡之淹博，尚有误信圣散子之事^④，况下此者乎？今之搢绅^⑤先生，涉猎医书，未经临证，率尔著书立说，多见其不知量也。汪按：洄溪有涉猎医书误人论，语皆切中^⑥。

余师愚疫病篇

雄按：《鸡峰普济方》论外感诸疾有云：四时之中，有寒、暑、燥、湿、风五气相搏，善变诸疾，今就五气中分其清浊，则暑、燥为天气，系

---

① 盖今世谓……用得其当耳：崇文书局本、中医书局本均无此注。

② 施：崇文书局本、中医书局本均作"散"。

③ 汪按……必有害也：崇文书局本、中医书局本均无此注。

④ 事：崇文书局本、中医书局本均作"举"。

⑤ 搢（jìn 晋）绅：有官职或做过官的人。

⑥ 汪按……语皆切中：崇文书局本、中医书局本均无此注。

清邪；风、寒、湿为地气，系浊邪。然则仲圣所云清邪中上者，不仅雾露之气已，而书传兵火之余，难免遗亡之憾，否则疫乃大证，圣人立论，何其略耶？后贤论疫，各有精义，亦皆本于仲圣清浊互中之旨。若但中暑燥之清邪，是淫热为病，治法又与嘉言、又可异，汪按：须知此篇乃专治燥热之疫，学者切记，自不致误用矣①。后人从未道及，惟秦皇士云：燥热疫邪，肺胃先受，故时行热病，见唇焦消渴者，宜用白虎汤［七］，惜语焉未详。夫暑即热也，燥即火也，金石不堪其流烁，况人非金石之质乎！徐后山《柳崖外编》尝云：乾隆甲子五六月间，京都大暑，冰至五百文一斤，热死者无算，九门出櫬②，日至千余。又纪文达公云：乾隆癸丑，京师大疫，以景岳法治者多死，以又可法治者亦不验。桐乡冯鸿胪星实姬人，呼吸将绝，桐城医士投大剂石膏药，应手而痊，踵其法者，活人无算。③道光癸未，吾乡郭云台纂《证治针经》，特采纪说，以补治疫之一法，然纪氏不详姓氏，读之令人怅怅。越五载，毗陵庄制亭官于长芦，重镌《疫疹一得》。书出始知纪氏所目击者，乃余君师愚也。原书初刻于乾隆甲寅，而世鲜流行，苟非庄氏，几失传矣。汪按：余氏以亲所试验者笔之于书，发前人所未发，非妄作也。无如世皆崇信温补，余氏之书，非所乐闻。间有信余氏之论者，又不问是否燥热为病，随手妄施，以致误人，论者益复集矢于余氏矣。此余氏之书所以不行于时也。然岂余氏之过哉？昔王白田先生作石膏辨，力辟石膏以为受害者甚多，岂知误用之而杀人者，善用之即可救人乎④？余读之虽纯疵互见，而独识淫热之疫，别开生面，洵补昔贤之未逮，堪为仲景之功臣。不揣疏庸，节取而删润之，纂作圣经之纬。

---

① 汪按……误用矣：崇文书局本、中医书局本均无此注。

② 櫬（chèn 衬）：棺材。

③ 桐乡……活人无算：乾隆五十八年，鸿胪寺卿冯星实之姬妾患疫，数医施救无效，余师愚投以石膏重剂而治愈。纪晓岚知其事，录于《阅微草堂笔记》："有桐城一医，以重剂石膏治冯鸿胪星实之姬，人见者骇异。然呼吸将绝，应手辄痊。踵其法者，活人无算。"

④ 汪按……救人乎：崇文书局本、中医书局本均无此注。

论疫与伤寒似同而异

疫证初起，有似伤寒太阳、阳明证者。然太阳、阳明头痛不至如破，而疫则头痛如劈，沉不能举；伤寒无汗，而疫则下身无汗，上身有汗，惟头汗更盛。头为诸阳之首，火性炎上，毒火盘踞于内，五液受其煎熬，热气上腾，如笼上熏蒸之露，故头汗独多，此又痛虽同而汗独异也。有似少阳而呕者，有似太阴自利者。少阳之呕，胁必痛，疫证之呕，胁不痛，因内有伏毒，邪火干胃，毒气上冲，频频而作。太阴自利，腹必满，疫证自利，腹不满，大肠为传送之官，热注大肠，有下恶垢者，有旁流清水者，有日及数十度者。此又证异而病同也。

论斑疹

余每论热疫不是伤寒，伤寒不发斑疹，或曰热疫不是伤寒，固已。至云伤寒不发斑疹，古人何以谓伤寒，热未入胃，下之太早，热乘虚入胃，故发斑；热已入胃，不即下之，热不得泄，亦发斑，斯何谓欤？曰：古人以温热皆统于伤寒，故《内经》云：热病者，伤寒之类也。《难经》分别[①]五种之伤寒，《伤寒论》辨别五种之治法。既云热入胃，纵非温热，亦是寒邪化热，故可用白虎、三黄、化斑、解毒等汤，以凉解也。今人不悟此理，而因以自误误人。至论大者为斑，小者为疹；赤者胃热极，五死一生；紫黑者胃烂，九死一生。余断生死则又不在斑之大小、紫黑，总以其形之松浮紧束为凭耳。如斑一出松活，浮于皮面，红如朱点纸，黑如墨涂肤，此毒之松活外见者，虽紫黑成片可生；一出虽小如粟，紧束有根，如履透针，如矢贯的，此毒之有根锢者，纵不紫黑亦死。苟能细心审量，神明于松浮紧束之间，决生死于临证之顷，始信余言之不谬也。

论治疫

仲景之书，原有十六卷，今世只传十卷，岂疫疹一门，亦在遗亡之数欤？以致后世立说纷纷，至河间清热解毒之论出，有高人之见，异人之

---

① 别：崇文书局本、中医书局本均作"列"。

识，其旨既微，其意甚远，后人未广其说，而反以为偏。《冯氏锦囊》亦云：斑疹不可发表。此所谓大中至正之论，惜未畅明其旨，后人何所适从。又可辨疫甚析，如头痛发热恶寒，不可认为伤寒表证，强发其汗，徒伤表气；热不退又不可下，徒伤胃气。斯语已得其奥妙，奈何以疫气从口鼻而入，不传于胃而传于膜原，此论似有语病。至用达原饮、三消、诸承气，犹有附会表里之意。惟熊恁昭《热疫志验》，首用败毒散［一百八］去其爪牙，继用桔梗汤［五十二］，同为舟楫之剂，治胸膈手六经邪热，以手足少阳俱下膈、络胸中。三焦之气为火，同相火游行一身之表，膈与六经乃至高之分，此药浮载，亦至高之剂，施于无形之中，随高下而退胸膈及六经之热，确系妙方。汪按：败毒散似未尽妥，究宜慎用①。余今采用其法，减去硝、黄，以热疫乃无形之毒，难以当其猛烈，重用石膏，直入肺胃，先捣其窝巢之害，而十二经之患，自易平矣，无不屡试屡验，明者察之。

论治疹

疹出于胃。古人言热未入胃而下之，热乘虚入胃，故发斑；热已入胃，不即下之，热不得泄，亦发斑。此指寒邪化热，误下失下而言。若疫疹未经表下，有热不一日而即发者，故余谓热疫有斑疹，伤寒无斑疹也。热疫之斑疹发之愈迟，其毒愈重，一病即发，以其胃本不虚，偶染疫邪，不能入胃，犹之墙垣高大，门户紧密，虽有小人，无从而入，此又可所谓达于膜原者也。有迟至四五日而仍不透者，非胃虚受毒已深，即发表攻里过当。胃为十二经之海，上下十二经都朝宗于胃，胃能敷布十二经，荣养百骸，毫发之间，靡所不贯。毒既入胃，势必敷布于十二经，戕害百骸，使不有以杀其炎炎之势，则百骸受其煎熬，不危何待？疫既曰毒，其为火也明矣。火之为病，其害甚大，土遇之而焦，金遇之而熔，木遇之而焚，水不能胜则涸，故《易》曰：燥万物者，莫熯乎火。古人所谓元气之贼也。以是知火者疹之根，疹者火之苗也，如欲其苗之外透，非滋润其根，何能畅茂？一经表散，燔灼火焰，如火得风，其焰不愈炽乎？焰愈炽，苗

---

① 汪按……慎用：崇文书局本、中医书局本均无此注。

愈過矣。疹之因表而死者，比比然也。其有表而不死者，乃麻疹、风疹之类。有谓疹可治而斑难治者，殆指疫疹为斑耳。夫疫疹亦何难治哉，但人不知用此法也。

论疫疹之脉不能表下

疫疹之脉，未有不数者。有浮大而数者，有沉细而数者，有不浮不沉而数者，有按之若隐若见者，此《灵枢》所谓阳毒伏匿之象也。诊其脉，即知其病之吉凶：浮大而数者，其毒发扬[①]，一经凉散，病自霍然；沉细而数者，其毒已深，大剂清解犹可扑灭；至于若隐若见或全伏者，其毒重矣，其证险矣。此脉得于初起者间有，得于七八日者颇多，何也？医者初认为寒，重用发表，先伤其阳，表而不散，继之以下，又伤其阴。殊不知伤寒五六日不解，法在当下，犹必审其脉之有力者宜之；疫热乃无形之毒，病形虽似大热，而脉象细数无力，所谓壮火食气也。若以无形之火热，而当硝、黄之猛烈，热毒焉有不乘虚而深入耶？怯弱之人，不为阳脱，即为阴脱，气血稍能驾驭者，亦必脉转沉伏，变证蜂起，或四肢逆冷，或神昏谵语，或郁冒直视，或遗溺旁流，甚至舌卷囊缩，循衣摸床，种种恶候，颇类伤寒。医者不悟，引邪入内，阳极似阴，而曰变成阴证，妄投参、桂，死如服毒，遍身青紫，口鼻流血。如未服热药者，即用大剂清瘟败毒饮［一百九］重加石膏，或可挽回。余因历救多人，故表而出之。

论疹形治法

松浮洒于皮面，或红或赤，或紫或黑，此毒之外见者，虽有恶证，不足虑也。若紧束有根，如从皮里钻出，其色青紫，宛如浮萍之背，多见于胸背，此胃热将烂之候[②]，即宜大清胃热，兼凉其血，以清瘟败毒饮［一百九］加紫草、红花、桃仁、归尾，务使松活色淡，方可挽回，稍存疑虑，即不能救。

---

① 扬：崇文书局本、中医书局本均作"越"。
② 候：崇文书局本、中医书局本均作"征"。

论疹色治法

血之体本红，血得其畅则红而活，荣而润，敷布洋溢，是疹之佳境也。淡红有美有疵：色淡而润，此色之上者也；若淡而不荣，或娇而艳，干而滞，血之最热者。深红者较淡红为稍重，亦血热之象，凉其血即转淡红。色艳如胭脂，此血热之极，较深红为①更恶，必大用凉血，始转深红，再凉其血，而淡红矣。紫赤类鸡冠花而更艳，较艳红为②火更盛，不急凉之，必至变黑，须服清瘟败毒饮[一百九]加紫草、桃仁。细碎宛如粟米，红者谓之红砂，白者谓之白砂，疹后多有此证，乃余毒尽透，最美之境，愈后蜕皮。若初病未认是疫，后十日半月而出者，烦躁作渴，大热不退，毒发于颔者，死不可救。

论发疮

疫毒发斑，毒之散者也；疫毒发疮，毒之聚者也。初起之时，恶寒发热，红肿硬痛，此毒之发扬者；但寒不热，平扁不起，此毒之内伏者。或发于要地，发于无名，发于头面，发于四肢，种种形状，总是疮证，何以知其是疫毒所聚？寻常疮脉洪大而数，疫毒之脉沉细而数；寻常疮证头或不痛，疫毒则头痛如劈，沉不能举，是其验也。稽③其证，有目红面赤而青惨者，有忽汗忽呕④者，有昏愦如迷者，有身热肢冷者，有腹痛不已者，有大吐干呕者，有大泄如注者，有谵语不止者，有妄闻妄见者，有大渴思水⑤者，有烦躁如狂者，有喊叫时作，若惊若惕者，病态多端，大率类是。误认寻常疮证，温托妄施，断不能救。

雄按：暑湿热疫诸病，皆能外发痈疮，然病人不自知其证发之由，外科亦但见其外露之疮，因而误事者最多，人亦仅知其死于外证也。噫！

---

① 为：崇文书局本、中医书局本均作"而"。
② 为：崇文书局本、中医书局本均作"而"。
③ 稽：考核，考查。
④ 呕：崇文书局本、中医书局本均作"燥"。
⑤ 水：崇文书局本、中医书局本均作"冰"。

论妊娠病疫

母之于胎，一气相连，盖胎赖母血以养，母病热疫，毒火蕴于血中，是母之血即毒血矣，苟不亟清其血中之毒，则胎能独无恙乎？须知胎热则动，胎凉则安，母病热疫，胎自热矣。竭力清解以凉血，使母病去而胎可无虞。若不知此而舍病以保胎，必至母子两不保也。至于产后以及病中适逢经至，当以类推。若云产后经期禁用凉剂，则误人性命，即在此言。

论闷证

疫疹初起，六脉细数沉伏，面色青惨，昏愦如迷，四肢逆冷，头汗如雨，其痛如劈，腹内搅肠，欲吐不吐，欲泄不泄，男则仰卧，女则覆卧，摇头鼓颔，百般不足，此为闷疫，毙不终朝。如欲挽回于万一，非大剂清瘟败毒饮［一百九］不可，医即敢用，病家决不敢服，与其束手待毙，不如含药而亡。虽然，难矣哉！

雄按：所谓闷者，热毒深伏于内，而不发露于外也。渐伏渐深，入脏而死，不俟终日也固已。治法宜刺曲池、委中，以泄营分之毒，再灌以紫雪［六十一］清透伏邪，使其外越，杨云：治法精良。或可挽回，清瘟败毒饮何可试耶？汪按：本方有遏抑而无宣透，故决不可用①。

疫疹治验

乾隆戊子年，吾邑疫疹流行，初起之时，先恶寒而后发热，头痛如劈，腰如被杖，腹如搅肠，呕泄兼作，大小同病，万人一辙。有作三阳治者，有作两感治者，有作霍乱治者，迨至两日，恶候蜂起，种种危证，难以枚举，如此死者，不可胜计，良由医者固执古方之所致也。要之执伤寒之方以治疫，焉有不死者乎？是人之死，不死于病而死于药，不死于药而死于执古方之医也。疫证乃外来之淫热，非石膏不能取效，且医者意也，石膏者寒水也，以寒胜热，以水胜火，投之百发百中。五月间，余亦染疫，凡邀治者不能赴诊，叩其证状，录方授之，互相传送，活人无算。癸

---

① 汪按……决不可用：崇文书局本、中医书局本均无此注。

丑京师多疫，即汪副宪、冯鸿胪，亦以余方传送，服他药不效者，并皆霍然，故笔之于书，名曰清瘟败毒饮［一百九］，随证加减，详列于后。

雄按：吴门顾松园靖远，因父患热病，为庸医投参、附所杀，于是发愤习医，寒暑靡间者，阅三十年，尝著《医镜》十六卷，徐侍郎秉义为之序，称其简而明，约而该，切于时用而必效，惜无刊本，余求其书而不得。近见桐乡陆定圃进士《冷庐医话》，载其治汪缵功阳明热证，主白虎汤［七］，每剂石膏用三两，两服热顿减，而遍身冷汗，肢冷发呃。郡中著名老医，谓非参、附弗克回阳，诸医和之，群哗白虎，再投必毙。顾引仲景热深厥亦深之文，及嘉言阳证忽变阴厥，万中无一之说，谆谆力辩，诸医固执不从，投参、附回阳敛汗之剂，汗益多而体益冷，反诋白虎之害，微阳脱在旦暮，势甚危，举家惊惶，复求顾诊，仍主白虎，用石膏三两，大剂二服，汗止身温，再以前汤加减，数服而痊。因著《辨治论》，以为温热病中宜用白虎汤，并不伤人，以解世俗之惑。陆进士云：此说与师愚之论合，且《医镜》中佳方不少，其治虚劳方用生地、熟地、天冬、麦冬、龟板、龙眼肉、玉竹、茯苓、山药、人乳，《吴医汇讲》乃属之，汪缵功方中增入牛膝一味，岂顾著《医镜》一书，为汪氏所窃取耶？附及之以质博雅。汪按：虚劳而咳者，肺中必有邪，麦冬、玉竹不宜用[①]。

疫证条辨

一，头痛目痛，颇似伤寒。然太阳、阳明头痛，不至于倾侧难举，而此则头痛如劈，两目昏瞀，势若难支。总因火毒达于二经，毒参阳位，用釜底抽薪法，彻火下降，其痛立止，其疹自透。宜清瘟败毒饮［一百九］增石膏、元参，加菊花。误用辛凉表散，燔灼火焰，必转闷证。

二，骨节烦疼，腰如被杖，骨与腰皆肾经所属，其痛若此，是淫热之气已流于肾经。宜本方增石膏、元参，加黄柏。误用温散，死不终朝矣。

三，热宜和不宜躁，若热至遍体炎炎，较之昏沉肢冷者，而此则发扬，以其气血尚堪胜毒，一经清解而疹自透，妄肆发表，必至内伏。宜本方增石膏、生地、丹皮、芩、连。

① 汪按……不宜用：崇文书局本、中医书局本均无此注。

四，有似乎静而忽躁，有似乎躁而忽静，谓之静躁不常，较之癫狂，彼乃发扬，而此嫌郁遏，总为毒火内扰，以致坐卧不安。宜本方增石膏、犀角、黄①连。

五，瘖从阳主上，痳从阴主下，胃为六腑之海，热毒壅遏，阻膈上下，故火扰不痳。宜本方增石膏、犀、连，加琥珀。

雄按：火扰不痳，何必琥珀，若欲导下，宜用木通。

六，初病周身如冰，色如蒙垢，满口如霜，头痛如劈，饮热恶冷，六脉沉细，此阳极似阴，毒之隐伏者也。重清内热，使毒热外透，身忽大热，脉转洪数，烦躁谵妄，大渴思冰，证虽枭恶，尚可为力。宜本方增石膏、丹皮、犀、连，加黄柏。若遇庸手，妄投桂、附，药不终剂，死如服毒。

七，四肢属脾，至于逆冷，杂证见之，是脾经虚寒，元阳将脱之象。惟疫则不然，通身大热，而四肢独冷，此烈毒郁遏脾经，邪火莫透，重清脾热，手足自温。宜本方增石膏。

雄按：四肢逆冷，在杂证不仅脾经虚寒，在疫证亦非毒壅脾经，增石膏原是清胃，胃气行则肢自和也。亦有热伏厥阴而逆冷者，温疫证中最多，不可不知也。

八，筋属肝，赖血以养，热毒流于肝经，斑疹不能寻窍而出，筋脉受其冲激，则抽惕若惊。宜本方增石膏、丹皮，加胆草。

九，杂证有精液枯涸，水不上升，咽干思饮，不及半杯；而此则思冰饮水，百杯不足。缘火毒熬煎于内，非冰水不足以救其燥，非石膏不足以制其焰。庸工犹戒生冷，病家奉为至言，即温水亦不敢与，以致唇焦舌黑。宜本方增石膏，加花粉。

十，四时百病，胃气为本。至于不食，似难为也，而非所论于疫证，此乃邪火犯胃，热毒上冲，频频干呕者有之，旋食旋吐者有之，胃气一清，不必强之食，自无不食矣。宜本方增石膏，加枳壳。

雄按：热壅于胃，杳不知饥，强进粥糜，反助邪气，虽粒米不进，而

① 黄：崇文书局本、中医书局本均作"芩"。

温热经纬
128

病势未衰者，不可疑为胃败也。若干呕吐食，则本方之甘、桔、丹皮皆不可用，宜加竹茹、枇杷叶、半夏之类。

十一，胸膈乃上焦心肺之地，而邪不易犯，惟火上炎，易及于心，以火济火，移热于肺，金被火灼，其躁愈甚，胸膈郁遏，而气必长吁矣。宜本方增连、桔，加枳壳、蒌仁。

雄按：邪火上炎，固能郁遏肺气而为膈满，第平素有停痰伏饮者，或起病之先兼有食滞者，本方地、芍未可浪投，临证须辨别施治，惟芦菔汁既清燥火之闭郁，亦开痰食之停留，用得其宜，取效甚捷。

十二，昏闷无声者，心之气出于肺而为声，窍因气闭，气因毒滞，心迷而神不清，窍闭而声不出。宜本方增石膏、犀角、芩、连，加羚羊角、桑皮。

雄按：桑皮虽走肺而无通气宣窍之能，宜用马兜铃、射干、通草之类。清神化毒，当参紫雪［六十一］之类。

十三，胃气弱者，偏寒偏热，水停食积，皆与真气相搏而痛，此言寻常受病之源也。至于疫证腹痛，或左或右，或痛引小肠，乃毒火冲突，发泄无门，若按寻常腹痛分经络而治之，必死。如初起只用败毒散［一百八］或凉膈散［四十二］加黄连，其痛立止。

雄按：疫证腹痛固与杂证迥殊，然夹食、夹瘀、夹疝，因病疫而宿疾兼发者，亦正多也，临证处方，岂可不为顾及。

十四，筋肉瞤动，在伤寒则为亡阳，而此则不然。盖汗者心之液，血之所化也。血生于心，藏于肝，统于脾。血被煎熬，筋失其养，故筋肉为之瞤动。宜本方增石膏、生地、元参，加黄柏。

雄按：亡阳瞤动，宜补土制水；淫热瞤动，宜泻火息风。本方尚少镇静息风之品，宜去丹、桔，加菊花、胆草。

十五，病人自言胃出冷气，非真冷也。乃上升之气自肝而出，中挟相火，自下而上，其热尤甚，此火极似水，热极之征，阳亢逼阴，故有冷气。宜本方增石膏、犀、地、丹、连，加胆草。

雄按：冷气上升，虽在别证中见之，亦多属火，不知者妄投温热，贻

害^①可胜道哉。本方桔、芍亦属非宜，更有夹痰者，须加海蜇、竹沥、芦
菔汁之类。汪按：此证夹痰者最多^②。

十六，口中臭气令人难近，使非毒火熏蒸于内，何以口秽喷人乃尔
耶？宜本方增石膏、犀、连。

雄按：宜加兰草、竹茹、枇杷叶、金银花、蔷薇露、莹白金汁之类，
以导秽浊下行。

十七，舌苔满口如霜，在伤寒为寒证的据，故当温散；而疫证见此，
舌必厚大，为火极水化。宜本方增石膏、犀、地、翘、连，加黄柏。误用
温散，旋即变黑。汪按：凡温热、暑疫见此舌者，病必见重，最宜详慎^③。

雄按：凡热证疫证见此苔者，固不可误指为寒，良由兼痰夹湿，遏伏
热毒使然，清解方中，宜佐开泄之品为治。

十八，咽喉者，水谷之道路，呼吸之出入，毒火熏蒸至于肿痛，亟当
清解以开闭塞。宜本方增石膏、元、桔，加牛蒡、射干、山豆根。

雄按：加莹白金汁最妙。药汁碍咽者，亟以锡类散 [一百十] 吹之。

十九，唇者脾之华，唇焮肿^④，火炎土燥也。宜本方增石膏、翘、连，
加天花粉。

二十，头为诸阳之首，头面肿大，此毒火上攻。宜本方增石膏、元
参，加银花、马勃、僵蚕、板蓝根、紫花地丁、归尾。脉实者，量加酒洗
生大黄。

二十一，面上燎疱，宛如火烫，大小不一，有红有白，有紫黑相间，
痛不可忍，破流清水，亦有流血水者，治同上条。

二十二，腮者肝肾所属，有左肿者，有右肿者，有右及左、左及右
者，名曰痄腮，不亟清解，必成大头，治同上条。

二十三，颈属足太阳膀胱经，热毒入于太阳则颈肿。宜本方增石膏、
元参、翘、桔，加银花、夏枯草、牛蒡、紫花地丁、山豆根。

---

① 害：崇文书局本、中医书局本均作"误"。
② 汪按……最多：崇文书局本、中医书局本均无此注。
③ 汪按……最宜详慎：崇文书局本、中医书局本均无此注。
④ 焮（xìn 信）肿：发炎红肿。

二十四，耳后肾经所属，此处硬肿，其病甚恶。宜本方增石膏、元、地、丹、翘，加银花、花粉、板蓝根、紫花地丁。耳中出血者，不治。

雄按：坎为耳，故耳为肾水之外候。然肺经之结穴在耳中，名曰龙葱，专主乎听。金受火烁则耳聋。凡温热暑疫等证耳聋者，职[①]是故也，不可泥于伤寒少阳之文，而妄用柴胡以煽其焰。古云耳聋治肺，旨哉言乎？

二十五，舌乃心之苗，心属火。毒火冲突，二火相并，心苗乃动，而嗒舌弄舌。宜本方增石膏、犀、连、元参，加黄柏。

雄按：宜加木通、莲子心、朱砂、童溺之类。

二十六，红丝绕目，清其浮僭之火而红自退，误以眼科治之，为害不浅。宜本方加菊花、红花、蝉蜕、归尾、谷精。

雄按：加味亦是眼科之药，不若但加羚羊角、龙胆草二味为精当也。

二十七，头为一身之元首，最轻清而邪不易干。通身焦燥，独头汗涌出，此烈毒鼎沸于内，热气上腾，故汗出如淋，宜本方增石膏、元参。

雄按：本方宜去芍、桔、丹皮，加童溺、花粉。

二十八，齿者骨之余。杂证龂齿为血虚，疫证见之为肝热。宜本方增石膏、生地、丹、栀，加胆草。

雄按：齿龈属阳明，不可全责之肝也。

二十九，疫证鼻衄如泉，乃阳明郁热上冲于脑，脑通于鼻，故衄如涌泉。宜本方增石膏、元、地、芩、连，加羚羊角、生桑皮、棕榈炭。

雄按：本方宜去桔梗，加白茅根。

三十，舌上白点如珍珠，乃水化之象，较之紫赤黄黑，古人谓之芒刺者更重。宜本方增石膏、犀、连、元、翘，加花粉、银花。

雄按：宜加蔷薇根、莹白金汁之类。

三十一，疫证初起，苔如腻粉，此火极水化，设误认为寒，妄投温燥，其病反剧，其苔愈厚，精液愈耗，水不上升，二火煎熬，变白为黑，其坚如铁，其厚如甲，敲之戛戛有声，言语不清，非舌卷也。治之得法，

---

① 职：惟也。

其甲整脱。宜本方增石膏、元参、犀、连、知、翘，加花粉、黄柏。

雄按：此证专宜甘寒以充津液，不当参用苦燥。余如梨汁、蔗浆、竹沥、西瓜汁、藕汁，皆可频灌，如得蕉花上露更良。杨云：蕉花上露为清热无上妙品，但不可必得，即蕉根取汁，亦极妙也。若邪火已衰，津不能回者，宜用鲜猪肉数斤，切大块，急火煮清汤，吹净浮油，恣意凉饮，乃急救津液之无上妙品。故友范庆簪尝谓余云：酷热炎天，正银匠熔铸各州县奏销银两之时，而银炉甚高，火光扑面，非壮盛之人不能为也。口渴不敢啜茗，惟以淡煮猪肉取汤凉饮，故裸身近火，而津液不致枯竭。余因推广其义，颇多妙用，拙案中^①可证也。

三十二，舌上发丁，或红或紫，大如马乳，小如樱桃，三五不等，流脓出血，重清心火。宜本方增石膏、犀角、翘、连，加银花。舌上成坑，愈后自平。此二条乃三十六舌未有者。

雄按：亦宜加蔷薇根、金汁之类，外以锡类散〔一百十〕或珍珠、牛黄研细糁之，则坑易平。

三十三，舌衄乃血热上溢心苗。宜本方增石膏、黄连、犀、地、栀、丹，加败棕灰。

雄按：外宜蒲黄炒黑糁之。

三十四，齿衄乃阳明、少阴二^②经之热相并。宜本方增石膏、元参、芩、连、犀、地、丹、栀，加黄柏。

三十五，心主神，心静则神爽。心为烈火所燔，则神不清而谵语。宜本方增石膏、犀、连、丹、栀，加黄柏、胆草。

雄按：须参叶氏《温热论》逆传治法，且此证夹痰者多，最宜谛审。

三十六，呃逆有因胃热上冲者，有因肝胆之火上逆者，有因肺气不能下降者。宜本方增石膏，加竹茹、枇杷叶、柿蒂、羚羊角、银杏仁。如不止，用沉香、槟榔、乌药、枳壳各磨数分，名四磨饮，仍以本方调服。

雄按：此三候固皆实证，尚有痰阻于中者，便秘于下者，另有治法。银杏仁温涩气分，但可以治虚呃，不宜加入此方。

---

① 中：崇文书局本、中医书局本均无此字。
② 二：原作"三"，据中医书局本改。

三十七，邪入于胃则吐，毒犹因吐而得发越，至于干呕则重矣。总由内有伏毒，清解不容少缓。宜本方增石膏、甘、连，加滑石、伏龙肝。

雄按：甘草宜去。伏龙肝温燥之品，但可以治虚寒呕吐，不宜加入此方。本方桔梗、丹、芍亦当去之，可加旋覆花、竹茹、半夏、枇杷叶，如用反佐，则生姜汁为妥。汪按：此方中生姜不可少[①]。

三十八，疫毒移于大肠，里急后重，赤白相兼，或下恶垢，或下紫血，虽似痢，实非痢也。其人必恶寒发热，小水短赤，但当清热利水。宜本方增石膏、黄连，加滑石、猪苓、泽泻、木通，其痢自止，误用通利止涩之剂，不救。

雄按：热移大肠，恶垢既下，病有出路，化毒为宜。既知不可通利，何以仍加苓、泽等利水，毋乃疏乎？惟滑石用得对证，他如金银花、槐蕊、黄柏、青蒿、白头翁、苦参、芦菔之类，皆可采也。

三十九，毒火注于大肠，有下恶垢者，有利清水者，有倾肠直注者，有完谷不化者，此邪热不杀谷，非脾虚也，较之似痢者稍轻。考其证，身必大热，气必粗壮，小溲必短，唇必焦紫，大渴喜冷，腹痛不已，四肢时而厥逆。宜因其势而清利之，治同上条。

雄按：唇焦大渴，津液耗伤，清化为宜，毋过渗利，惟冬瓜煮汤代茶煎药，恣用甚佳。汪按：此及上条皆宜用绿豆[②]。

四十，疫证大便不通，因毒火煎熬，大肠枯燥，不能润下，不可徒攻其闭结而速其死也。宜本方加生大黄，或外用蜜煎导法。汪按：此证宜用麻仁[③]。

四十一，邪犯五脏，则三阴脉络不和，血乖行度，渗入大肠而便血。宜本方增生地，加槐花、柏叶、棕灰。

雄按：棕灰温涩，即欲止之，宜易地榆炭。

四十二，膀胱热极，小溲短赤而涩，热毒甚者，溲色如油。宜本方加滑石、泽泻、猪苓、木通、通草、萹蓄。

---

① 汪按……不可少：崇文书局本、中医书局本均无此注。

② 汪按……宜用绿豆：崇文书局本、中医书局本均无此注。

③ 汪按……麻仁：崇文书局本、中医书局本均无此注。

雄按：苓、泽等药，皆渗利之品，溺阻膀胱者，藉以通导。此证既云热毒内炽，则水已耗夺，小溲自然浑赤短涩，但宜治其所以然，则源清而流洁，岂可强投分利，而为砻穅打油^①之事乎？或量证少佐一二味，慎毋忽视而泛施也。

四十三，溺血，小便出血而不痛；血淋，则小腹、阴茎必兼胀痛。在疫证总由血因热迫。宜本方增生地，加滑石、桃仁、茅根、琥珀、牛膝、棕灰。

雄按：设兼痛胀，忌用棕灰。汪按：亦宜用地榆炭^②。

四十四，发狂骂詈，不避亲疏，甚则登高而歌，弃衣而走，逾垣上屋，力倍常时，或语生平未有之事，未见之人，如有邪附者，此阳明邪热，上扰神明，病人亦不自知，僧道巫尼，徒乱人意。宜本方增石膏、犀、连、丹、栀，加黄柏。

雄按：宜加朱砂、青黛，夹痰加石菖蒲、竹沥之类。

四十五，疫证之痰，皆属于热，痰中带血，热极之征。宜本方增石膏、芩、地，加蒌仁、羚羊角、生桑皮、棕灰。

雄按：桑皮、棕灰可商。宜加滑石、桃仁、苇茎、瓜瓣之类。

四十六，疫证遗溺，非虚不能约，乃热不自持，其人必昏沉谵语，遗不自知。宜本方增石膏、犀、连，加滑石。

四十七，诸病喘满，皆属于热，况疫证乎？宜本方增石膏、黄芩，加桑皮、羚羊角。

雄按：杏仁、厚朴、半夏、旋覆花、枇杷叶、蒌仁、芦菔、海蛇、芦根之类，皆可随证采用。本方地、芍宜去之。汪按：下条亦宜去地、芍^③。

四十八，淫热重蒸，湿浊壅遏，则周身发黄。宜本方增石膏、栀子，加茵陈、滑石、猪苓、泽泻、木通。汪按：湿盛而用石膏，似宜佐以苍术、厚朴之类^④。

① 砻穅（lóngkāng 龙康）打油：比喻白费力气，达不到目的。砻穅，稻谷砻过后脱下的外壳，无法榨油。

② 汪按……地榆炭：崇文书局本、中医书局本均无此注。

③ 汪按……去地芍：崇文书局本、中医书局本均无此注。

④ 汪按……厚朴之类：崇文书局本、中医书局本均无此注。

雄按：此证亦有宜下者。汪按：青壳鸭蛋敲小孔，纳朴硝于孔中，纸封炖熟，日日服之，义取一补一消，治黄疸甚效。余尝亲试之，初时便溏不爽，服朴硝而便反干畅矣[①]。

四十九，疫证循衣摸床撮空，此肝经淫热也。肝属木，木动风摇，风自火出。《左传》云：风淫末疾。四末，四肢也。肢动即风淫之疾也。宜本方增石膏、犀、连、栀、丹，加胆草。

雄按：桑枝、菊花、丝瓜络、羚羊角、白薇之类，皆可采用。实者宜兼通腑，虚者宜兼养阴。

五十，狐惑宜本方增石膏、犀角，加苦参、乌梅、槐子。以上五十证，热疫恶候变态无恒，失治于前，多致莫救，慎之慎之！

五十一，疫证热毒盘踞于内，外则遍体炎炎。夫热极之病，是必投以寒凉，火被水克，其焰必伏，火伏于内，必生外寒，阴阳相搏则战，一战而经气输泄，大汗出而病邪解矣。

五十二，疫证瘥后，四肢浮肿，勿遽温补。

雄按：宜清余热，兼佐充津。

五十三，瘥后饮食渐增，而大便久不行，亦无所苦，此营液未充，若误投通利，死不终朝矣。汪按：宜食黑脂麻[②]。

五十四，热疫为病，气血被其煎熬，瘥后饮食渐进，气血滋生，润皮肤而灌筋骸，或痛或痒，宛如虫行，最是佳境，不过数日，气血通畅而自愈矣。

五十五，疫证失治于前，热流下部，滞于经络，以致腰膝疼痛，甚者起不能立，卧不能动，误作痿治，必成废人。宜本方小剂加木瓜、牛膝、续断、萆薢、黄柏、威灵仙。

五十六，瘥[③]后不欲饮食，食亦不化，此脾胃虚弱，宜健脾养胃。

雄按：不欲食，病在胃，宜养以甘凉；食不化，病在脾，当补以温运，医者须分别论治。汪按：叶香岩论脾胃辨析最明畅，余以为胜于东垣之专事

---

① 汪按……反干畅矣：崇文书局本、中医书局本均无此注。
② 汪按宜食黑脂麻：崇文书局本、中医书局本均无此注。
③ 瘥：崇文书局本、中医书本局本均作"疫"。

升脾，学者所当师法也^①。

五十七，瘥后惊悸属血虚，宜养血镇惊。

雄按：亦有因痰热未清者，不可不知也。汪按：因痰者颇多^②。

五十八，瘥后怔忡，乃水衰火旺，心肾不交，宜补水养心。

雄按：朱砂安神丸［一百十一］最妙。汪按：亦有兼夹痰者^③。

五十九，瘥后有声不能言，此水亏不能上接于阳也，宜补水。

雄按：有痰热滞于肺络者，宜清肃；有疫热耗伤肺阴者，宜清养，不仅水亏为然也。

六十，瘥后声颤无力，语不接续，名曰郑声，乃气虚也。宜补中益气汤。汪按：第五卷方论不录此方，附论在清暑益气汤［一百三］下^④。

雄按：此证虽属气虚，实由元气无根，补中益气升阳之剂，切勿误投，宜集灵膏［一百十二］。

六十一，瘥后喜唾，胃虚而有余热也。乌梅十个，北枣五枚，俱去核，共杵如^⑤泥，加炼蜜丸弹子大，每用一丸噙化。

雄按：此方甚佳。

六十二，言者，心之声也。病中谵妄，乃热扰于心，瘥后多言，余热未净，譬如灭火，其火已息，犹存余焰也。

雄按：宜导赤散［四十四］加麦冬、莲子心、朱砂染灯心。

六十三，瘥后遗精，宜交心肾。

雄按：精因火动者多，宜清余热，黄连、黄柏最是要药。

六十四，瘥后触事易惊，梦寐不安，乃有余热夹痰也，痰与气搏，故恐惧。

雄按：宜用竹茹、黄连、石菖蒲、半夏、胆星、栀子、知母、茯苓、旋覆花、橘红等药。

六十五，瘥后终日昏睡不醒，或错语呻吟，此因邪热未净，伏于心包

---

① 汪按……师法也：崇文书局本、中医书局本均无此注。
② 汪按因痰者颇多：崇文书局本、中医书局本均无此注。
③ 汪按……夹痰者：崇文书局本、中医书局本均无此注。
④ 汪按……下：崇文书局本、中医书局本均无此注。
⑤ 如：崇文书局本、中医书局本均作"为"。

络所致。

雄按：宜用丹参、白薇、栀子、麦冬、甘草、木通、盐水炒黄连、竹叶、朱砂染灯心、细茶等药。夹痰者，花粉、天竺黄、石菖蒲、省头草之类，或万氏牛黄清心丸［四十］皆可采用。

六十六，瘟后自汗盗汗，虚象也，宜分阴阳而补益。

雄按：固属虚候，多由余热未清，心阳内炽，慎勿骤补，清养为宜，如西洋参、生地、麦冬、黄连、甘草、小麦、百合、竹叶、茯苓、莲子心之类，择而为剂可也。

六十七，瘟后心神不安，乃心血亏损，宜养心。

雄按：固是心营不足，亦因余热未清，治如上条可也。

六十八，瘟后虚烦不寐者，血虚神不守舍也。

雄按：非神不守舍也，亦余火扰动耳。治如上法，或加阿胶，或加生鸡子黄，或加珍珠，审证而用得其宜，贵乎医者之神悟矣。

六十九，瘟后余热未净，肠胃虚弱，饮食不节，谷气与热气两阳相搏，身复发热，名曰食复。

雄按：治法与伤寒食复同。更有瘟后起居不慎，作劳太早，虚阳浮扰而发热者，名曰劳复，治宜调①气血。

七十，瘟后早犯女色而病者，名女劳复；女犯者，为②男劳复。其证头重目眩，腰痛肢酸，面热如烘，心胸烦闷，宜麦冬汤［一百十三］主之。若舌出寸余，累日不收，名曰阳强，以冰片研细糁之即缩，长至数寸者，多不救。

雄按：此方甚妙，宜加竹茹、枸杞子③。

七十一，男子新瘟，余热未净，而女人与之交接得病者，名阳易；女人新瘟，余热未清，而男子与之交接得病者，名阴易。其证男子则阴肿入腹，绞痛④难忍；女人则乳抽里急，腰胯痛引腹，内热攻胸膈，头重难抬，

---

① 调：崇文书局本、中医书局本此下均有"养"字。

② 为：崇文书局本、中医书局本均作"名"。

③ 宜加竹茹枸杞子：崇文书局本、中医书局本均无此七字。

④ 痛：崇文书局本、中医书局本均作"肠"。

仰卧不安，动摇不得，最危之证。

　　雄按：阴阳二易，余谓之热入精室证，第阴易较重于阳易，以女人疫热之气本从阴户出也。古人用裈裆之义最精，取其能引热邪仍由原路去。故阴易须剪所交接女人身穿未浣之[①]裈裆，《千金》用月经赤帛，亦从此脱胎。阳易须剪所交接男子身穿未浣之裈裆，并取近阴处之数寸，烧灰服下，奏效甚捷。后人之用鼠矢，亦取其以浊导浊之义，然究不如烧裈散之贴切矣。余如竹茹、花粉、韭白、滑石、白薇、楝实、槐米、绿豆、甘草梢、土茯苓等药，并走精室，皆可随证采用。以上三条，温热病后[②]亦同，不仅疫证尔也。

---

　　① 之：崇文书局本、中医书局本均无此字。
　　② 后：崇文书局本、中医书局本均作"证"。

┃卷五┃

海宁王士雄孟英　纂

定州杨照藜素园

乌程汪曰桢谢城　　评

钱塘任源殿华　　参

方论

一、甘草汤

甘草二两

水三升，煮取一升半，去滓，温服七合，日二服。

王晋三曰：一药治病，是曰奇方。

徐洄溪曰：大甘为土之正味，能制肾水越上之火。

王朴庄曰：自《灵》《素》至汉、晋、宋、齐诸古方，凡云一两者，以今之七分六厘准之；凡云一升者，以今之六勺七抄准之。汪按：唐人之方则一两当古之三两①。雄按：鞠通凡引古方，辄改定其分两，而轻重甚②未当也，学者审之。

雄按：《伤寒类要》治伤寒心悸，脉结代；《圣济总录》治舌肿塞口；《外科精要》治一切痈疽诸发，及丹石烟火药发；《兵部手集》治悬痈；《直指方》治痘疮烦渴，及虫③毒药毒；《金匮玉函》治小儿撮口及小儿羸瘦；

---

① 汪按……三两：崇文书局本、中医书局本均无此注。
② 甚：崇文书局本、中医书局本均作"殊"。
③ 虫：崇文书局本、中医书局本均作"蛊"。

《得效方》治小儿遗溺。皆以一味甘草为方，妙用良①多，总不外乎养阴缓急，清热化毒也。汪按：亦兼取和中利水②。

二、桔梗汤

桔梗一两　甘草二两

水三升，煮取一升，去滓，分温再服。

邹润安曰：肾家邪热，循经而上，肺不任受，遂相争竞，二三日邪热未盛，故可以甘草泻火而愈。若不愈，是肺窍不利，气不宣泄也，以桔梗开之，肺窍既通，气遂宣泄，热自透达矣。

雄按：虽以桔梗名汤，而倍用甘草以为驾驭，后人改称甘桔汤是矣。但须审证而投，不可泥为通治咽痛之方也。黄锦芳《医案求真》尝论及之，医者不可不知。

三、猪肤汤

猪肤一斤。雄按：以猪皮去其肉肥，刮如纸薄，杭人能造，名曰肉鲊，可以充馔

水一斗，煮取五升，去滓，加白蜜一升，白粉五合，即是米粉。熬香，和令相得，温分六服。

王晋三曰：肾应彘③而肺主肤，肾液下泄，不能上蒸于肺，致络燥而为咽痛者，又非甘草所能治矣。当以猪肤润肺肾之燥，解虚烦之热；白粉、白蜜缓中，俾猪肤比类而致津液从肾上入肺中，循喉咙复从肺出，络心注胸中，而上中下燥邪解矣。

四、黄连阿胶汤

黄连四两　黄芩一两　芍药二两　阿胶三两　鸡子黄二枚

水五升，先煮三物，取二升，去滓，纳胶烊尽，小冷，纳鸡子黄搅令

---

① 良：崇文书局本、中医书局本均作"虽"。

② 汪按……利水：崇文书局本、中医书局本均无此注。

③ 彘（zhì 治）：猪。《内经》中论五脏应五畜：肝应鸡，心应羊，脾应牛，肺应马，肾应彘。

相得，温服七合，日三服。

邹润安曰：尤氏云：阳经之寒，变为热则归于气；阴经之寒，变为热则归于血。阳经或有归于血者，惟阴经之热则必不归于气，故三阴有热结证，不用调胃承气、小承气，而独用大承气。诸下利证不已，必便脓血，是其验也。心中烦不得卧，热证也。至二三日以上，乃心中烦不得卧，则非始即属热矣。始即属热，心中烦不得卧者为阴虚，阴虚则不得泻火，今至二三日以上始见，则为阳盛，阳盛则宜泻火，然致此阳盛，亦必其阴本虚，故阿胶、芍药、鸡子黄，无非救阴之品，泻火则惟恃芩、连，而芩止一两，连乃四两，此黄连之任，独冠一方，而为补剂中泻药矣。

五、猪苓汤

猪苓去皮　茯苓　泽泻　滑石　阿胶各一两

水四升，先煮四味，取二升，去滓，纳阿胶烊消，温服七合，日二。

周禹载曰：热盛膀胱，非水能解，何者？水有止渴之功，而无祛热之力也。故用猪苓之淡渗，与泽泻之咸寒，与五苓不异。而此易术以胶者，彼属气，此属血也；易桂以滑石者，彼有表，而此为消热也。然则所蓄之水去，则热消矣，润液之味投，则渴除矣。

邹润安曰：松之概挺拔劲正，枫之概柔弱易摇；松之理粗疏，枫之理坚细；松之叶至冬益苍翠而不凋，枫之叶至冬遂鲜赤而即落，是其一柔一刚，显然殊致。茯苓属阳，治停蓄之水不从阳化者；猪苓属阴，治鼓荡之水不从阴化者。是故仲景以猪苓名方者，其所治之证，曰少阴病下利，咳而呕渴，心烦不得眠者，猪苓汤主之。若五苓散则其治有渴者，有不渴者，至茯苓入他方，所治之病，则不渴者居多。盖渴者水气被阳逼迫，欲得阴和而不能也，与之猪苓，使起阴气以和阳化水，譬之枫叶已丹，遂能即落也。

六、大承气汤

厚朴去皮，炙，八[1]两　枳实炙，五枚[2]　大黄四两，酒洗　芒硝三合

水一斗，先煎二物，取五升，去滓，纳大黄，煮取二升，去滓，纳硝，更上微火一二沸，温再服。得下，余勿服。

邹润安曰：柯氏云：厚朴倍大黄为大承气，大黄倍厚朴为小承气，是承气者在枳、朴，应不在大黄矣。但调胃承气汤不用枳、朴，亦名承气，何也？且三承气汤中，有用枳、朴者，有不用枳、朴者；有用芒硝者，有不用芒硝者；有用甘草者，有不用甘草者。惟大黄则无不用，是承气之名固当属之大黄。况厚朴三物汤即小承气汤，厚朴分数且倍于大黄，而命名反不加承气字，犹不可见承气不在枳、朴乎？自金元人以顺释承，而大黄之功不显。考《本经》首推大黄通血，再以《六微旨大论》亢则害，承乃制之义参之，则承气者，非血而何？夫气者血之帅，故血随气行，亦随气滞。气滞血不随之滞者，是气之不足，非气之有余。惟气滞并波及于血，于是气以血为窟宅，血以气为御侮，遂连衡宿食，蒸逼津液，悉化为火。此时惟大黄能直捣其巢，倾其窟穴，气之结于血者散，则枳、朴遂能效其通气之职，此大黄所以为承气也。雄按：此余夙论如此，邹氏先得我心。汪按：大黄本血分之药，故知此说确不可易[3]。

七、白虎汤

石膏一斤　知母六两　甘草炙，二两　粳米六合

水一斗，煮米熟汤成，去滓，温服一升，日三服。

方中行曰：白虎者，西方之金神，司秋之阴兽，虎啸谷风冷，凉风酷暑消[4]，神于解热，莫如白虎；石膏、知母，辛甘而寒，辛者金之味，寒者金之性，辛甘体寒，得白虎之体焉；甘草、粳米，甘平而温，甘取其缓，

---

① 八：崇文书局本、中医书局本均作"一"。
② 枚：崇文书局本、中医书局本均作"两"。
③ 汪按……不可易：崇文书局本、中医书局本均无此注。
④ 消：崇文书局本、中医书局本均作"清"。

温取其和，缓而且和，得伏虎之用焉。饮四物之成汤，来白虎之嗥啸，阳气者以天地之疾风名也。风行而虎啸者，同气相求也；虎啸而风生者，同声相应也；风生而热解者，物理必至也。抑尝以此合大小青龙、真武而论之。四物者，四方之通神也，而以命名，盖谓化裁四时，神妙万世，名义两符，实自然而然者也。方而若此，可谓至矣。然不明言其神，而神卒莫之掩者，君子慎德，此其道之所以大也。汪按：饮四物之成汤以下数行，语多支离牵强，必宜削去。夫白虎汤清热，乃甘雨，非凉风也。既备四方之神，朱鸟[①]一方，何以独缺？且热剂而名真武，名与实爽矣。医者不能研究医理，乃附会经义以自文[②]其浅陋，甚且衍先天，论太极以欺人，实则无关于辨证处方也。自明以来，庸医陋习大率如此，学者戒之[③]。

八、白虎加人参汤

原方加人参三两，煮服同前法。

邹润安曰：伤寒脉浮，发热无汗，其表不解者，不可与白虎汤。汪按：洄溪云：无汗二字，最为白虎所忌[④]。渴欲饮水，无表证者，白虎加人参汤主之。可见白虎加人参汤之治，重在渴也。其时时恶风，则非常常恶风矣；背微恶寒，则非遍身恶寒矣。常常恶风，遍身恶寒者，谓之表证；时时恶风，背微恶寒者，表邪已经化热，特尚未尽耳，谓之无表证可也。然热邪充斥，津液消亡，用瓜蒌根生津止渴可也，何以必用人参？《灵枢·决气》篇腠理发泄，汗出溱溱，是谓津。津为水，阴属也，能外达上通则阳矣，夫是之谓阴中之阳；人参亦阴中之阳，惟其入阴，故能补阴，惟其为阴中之阳，故能入阴，使人阴中之气化为津，不化为火，是非瓜蒌根可为力矣。

雄按：朱奉议云：再三汗下，热不退者，以此汤加苍术一钱，如神。

---

① 朱鸟：中国古代神话中的南方之神，后为道教所信奉。与青龙、白虎、玄武合称四方四神。

② 文：掩饰。

③ 汪按……学者戒之：崇文书局本、中医书局本均无此注。

④ 汪按……所忌：崇文书局本、中医书局本均无此注。

九、黄芩汤

黄芩三两　甘草炙　芍药各二两　大枣十二枚

水一斗，煮取三升，去滓，温服一升，日再，夜一服。

邹润安曰：或问黄芩汤治何等证，其证腹痛与否？若腹痛何以用黄芩？若腹不痛何以用芍药？汪按：腹痛因乎热者甚多，谓腹痛必因寒者，前人拘滞之见也[①]。曰其证身热不恶风，亦不恶热，或下利，或呕，腹则不痛。盖芍药、甘草、大枣，桂枝汤里药也，以不恶风，故不用姜、桂；黄芩、甘草、大枣，小柴胡里药也，以不往来寒热，故不用柴胡；以其常热，故不用人参；若不呕则并不用半夏、生姜；至芍药则并不因腹痛而用，以桂枝汤证原无腹痛也；亦不心下痞硬，故不去大枣也。又《厥阴篇》云：伤寒脉迟，与黄芩汤除其热，腹中则冷不能食，可知黄芩汤证之脉必数，黄芩所治之热，必自里达外，不治但在表分之热矣。然仲景用黄芩有三偶焉：气分热结者，与柴胡为耦；血分热结者，与芍药为耦；湿热阻中者，与黄连为耦。以柴胡能开气分之结，不能泄气分之热；芍药能开血分之结，不能清迫血之热；黄连能治湿生之热，不能治热生之湿。譬之解斗，但去其斗者，未平其致斗之怒，斗终未已也。故黄芩协柴胡能清气分之热，协芍药能泄迫血之热，协黄连能解热生之湿也。汪按：前人方解，不过望文生义，必如邹氏诸条，始觉有味可咀矣[②]。

十、黄芩加半夏生姜汤

原方加半夏半升，生姜三两，煮服法同前。

邹润安曰：呕而脉数口渴者，为火气犯胃，不宜加此。

雄按：章虚谷云：生姜性热，仅能治寒，不可泛施于诸感也。汪按：伤寒一百十三方，用姜者五十七，则此味原非禁剂。然温暑证最宜慎用，用之不当，或致杀人。洄溪谓虽与芩、连同用，亦尚有害是也。又古时未有炮制之法，凡方用半夏，无不兼用姜者，义取制半夏之毒，其所以治病者，功在半夏，不在姜也。今所用

[①] 汪按……之见也：崇文书局本、中医书局本均无此注。

[②] 汪按……可咀矣：崇文书局本、中医书局本均无此注。

半夏，必先已姜制，可不必兼用姜矣。后人不察，但见古方用姜者不少，遂不论何证，随手妄施，其中必有误人而不自觉者，戒之^①！

十一、栀子豉汤

栀子十四枚　香豉四合，绵裹

水四升，先煮栀子得二升半，纳豉煮取升半，去滓，分为二服，温进一服，得吐止后服。

徐洄溪曰：此剂分两最小，凡治上焦之药皆然。按：此汤加减七方，既不注定何经，亦不专治何误，总由汗吐下之后，正气已虚，尚有痰涎滞气，凝结上焦，非汗下之所能除。雄按：温暑湿热之证，每有痰涎滞气凝结上焦，不必在汗吐下后也，既非汗下可除，尤忌妄投补剂。经所云在上者因而越之，则不动经气，而正不重伤，此为最便，乃不易之法也。古方栀子皆生用，故入口即吐，后人作汤，以栀子炒黑，不复作吐，全失用栀子之意。然服之于虚烦证亦有验，想其清肺除烦之性故在也。汪按：欲取吐者，必宜生用^②。

十二、一物瓜蒂汤

瓜蒂二^③个，剉

水一升，煮取五合，去滓，顿服。

尤在泾曰：暑之中人也，阴虚而多火者，暑即寓于火之中，为汗出而烦渴，宜白虎加人参以清热生阴；阳虚而多湿者，暑即伏于湿之内，为身热而疼重，故暑病恒以湿为病，而治湿即所以治暑。瓜蒂苦寒，能吐能下，去身面四肢水气，水去而暑无所依，将不治而自解矣，此治中暑兼湿者之法也。

---

① 汪按……戒之：崇文书局本、中医书局本均无此注。
② 汪按……必宜生用：崇文书局本、中医书局本均无此注。
③ 二：崇文书局本、中医书局本此下均有"七"字。

十三、炙甘草汤——名复脉汤

甘草四两，炙　生地黄一斤　麦冬　麻仁各半斤　桂枝　生姜各三两　人参　阿胶各二两　大枣三十枚。方中行曰：地黄上不当有生字

清酒七升，水八升，先煮八味，取三升，去滓，纳胶烊消尽，温服一升，日三[1]。

沈亮宸曰：此汤为千古养阴之祖方也。

邹润安曰：地黄分数，独甲于炙甘草汤者，盖地黄之用在其脂液，能荣养筋骸，经脉干者、枯者，皆能使之润泽也。功能复脉，故又名复脉汤。脉者原于肾而主于心，心血枯槁，则脉道泣涩，此《伤寒论》所以脉结代与心动悸并称，《金匮要略》又以脉结悸与汗出而闷并述。至肺痿之心中温温液液，涎唾多，则阴皆将尽之孤注，阳仅膏覆之残焰，惟此汤可增其壳内络外之脂液也。

十四、瓜蒂散

瓜蒂熬黄　赤小豆各一分。汪按：赤小豆乃小粒赤豆，俗名米赤者是也，勿误用相思子[2]

各别捣筛为散已，合治之，取一钱匕，以香豉一合，用热汤七合，煮作稀糜，去滓，取汁，和散温顿服之，不吐者少少加，得快吐为止。诸亡血虚家，不可与之。

卢子繇曰：瓜象实在须蔓间也，蒂瓜之缀蔓处也，性遍蔓延，末繁于本，故少延辄腐。《尔雅》云：其绍瓞[3]。疏云：继本曰绍，形小曰瓞。故近本之瓜常小，近末之瓜转大也。凡实之吮抽津液，惟瓜称最，而吮抽津液之枢惟蒂，是以瓜蒂具彻下炎上之用，乃蒂味苦而瓜本甘，以见中枢之所以别于上下内外，诚涌泄之宣剂、通剂也。

---

[1] 三：崇文书局本、醉六堂本、中医书局本此下均有"服"字。
[2] 汪按……相思子：崇文书局本、中医书局本均无此注。
[3] 瓞（dié 叠）：小瓜。

十五、麻黄连轺赤小豆汤

麻黄　连轺　甘草炙　生姜各二两　赤小豆　生梓白皮各一升　杏仁四十个　大枣十二枚

潦水一斗，先煮麻黄再沸，去上沫，纳诸药，煮取三升，分温三服，半日服尽。

邹润安曰：《本经》胪列连翘之功，以寒热起，以热结终。此条瘀热在里句，适与连翘功用不异。郭景纯《尔雅》注：一名连苕，苕、轺声同字异耳。而今本《伤寒论》注曰：连轺即连翘根，遂以《本经》有名未用翘根当之。陶隐居云：方药不用，人无识者，故《唐本草》去之，岂仲景书有此，六朝人皆不及见，至王海藏忽见之耶？噫！亦必无之事矣。

十六、栀子柏皮汤

栀子十五枚　黄柏二两　甘草一两

水四升，煮取升半，去滓，分温再服。

邹润安曰：栀子大黄汤、茵陈蒿汤、大黄硝石汤、栀子柏皮汤证，其标皆见于阳明。阳明者，有在经在腑之分，发热汗出懊憹，皆经证也；腹满小便不利，皆腑证也。栀子大黄汤证，经多而腑少；茵陈蒿汤证，有腑而无经；栀子柏皮汤证，有经而无腑；大黄硝石汤证，经少而腑多。

雄按：《金鉴》云：此方之甘草当是茵陈蒿，必传写之讹也。

十七、茵陈蒿汤

茵陈蒿六两　栀子十四枚　大黄二两

水一斗，先煮茵陈减六升，纳二味，煮取三升，去滓，分温三服，小便当利，溺如皂角汁状，色正赤，一宿腹减，病从小便去也。徐洄溪曰：先煮茵陈，则大黄从小便出，此秘法也。

邹润安曰：新感之邪，为素有之热结成黄疸，此证已所谓因陈矣。故《伤寒》《金匮》二书，几若无疸不因陈者。然栀子柏皮汤证有外热而无里热，麻黄连轺赤小豆汤证有里热而无外热，小建中汤证小便自利，小柴胡汤证腹痛而呕，小半夏汤证小便色不变而哕，桂枝加黄芪汤证脉浮，栀子大黄汤证心中懊憹，硝石矾石散证额上黑。日晡发热，则内外有热，但头汗出，齐颈而还，腹满，小便不利，口渴，为茵陈蒿汤证矣。第腹满[1]之治在大黄，内热之治在栀子，惟外复有热，但头汗出，小便不利，始为茵陈的治。其所以能治此者，以其新叶因陈干而生，清芬可以解郁热，苦寒可以泄停湿也。盖陈干本能降热利水，复加以叶之如丝如缕，挺然于暑湿蒸逼之时，先草木而生，后草木而凋，不必能发散，而清芳扬溢，气畅不敛，则新感者遂不得不解，自是汗出不止于头矣，故曰发热汗出，此为热越不能发黄也。

十八、抵当汤

水蛭熬　虻虫去翅、足，熬　桃仁去皮尖。各三十个　大黄三两，酒浸

上为末，以水五升，煮取三升，去滓，温服一升，不下再服。

徐洄溪曰：凡人身瘀血方阻，尚有生气者易治；阻之久则无生气而难治。盖血既离经，与正气全不相属，投以轻药，则拒而不纳，药过峻，又能伤未败之血，故治之极难，水蛭最喜食人之血，而性又迟缓善入，迟则生血不伤，善入则坚积易破，借其力以攻积久之滞，自有利而无害也。雄按：王肯堂云：人溺、蜂蜜，皆制蛭毒。

章虚谷曰：经言阳络伤则血外溢，阴络伤则血内溢；外溢则吐衄，内溢则便血。盖阴阳手足十二经交接，皆由络贯通，接连细络，分布周身，而血随气行，必由经络流注，表里循环，是故络伤则血不能循行，随阴阳之部而溢出，其伤处即瘀阻，阻久而蓄积，无阳气以化之，乃成死血矣。故仲景用飞走虫药，引桃仁专攻络结之血；大黄本入血分，再用酒浸，使其气浮，随虫药循行表里，以导死血归肠腑而出，岂非为至妙至当之法哉！由是类推，失血诸证，要必以化瘀调经络为主矣。余每见有初治即用呆补之法，使瘀结络闭不能开通，终至于死，良可慨也。雄按：王清任论虚劳，亦主瘀阻[2]，盖本大黄䗪虫丸之义而言也。

---

① 满：崇文书局本、中医书局本均作"痛"。

② 阻：崇文书局本、中医书局本均作"血"。

十九、文蛤散

文蛤_{五两}

为散，以沸汤和一钱匕，服汤用五合。

二十、文蛤汤

文蛤　石膏_{各五两}　麻黄　甘草　生姜_{各三两}　杏仁_{五十粒}　大枣十二枚

水六升，煮取二升，温服一升，汗出即愈。

邹润安曰：文蛤即海蛤之有文理者，吴人谓之花蛤。雄按：王晋三云：若黯色无文者，服之令人狂走赴水。《夏小正》：季秋之月，雀入于海为蛤。安氏云：雀，羽虫也。羽虫属火，火炎上，故鸟上飞，曷为入海而为蛤？盖九月火伏于戌，十月纯阴，金水之令，故羽虫感之而化也。蛤属水，水性下，故下潜，秋冬水胜火，雀为蛤，象火之伏于水也。又离为火、为雄、为蚌，雀雉之类，蛤蚌之类，外刚内柔，皆离之变化也。因而思《伤寒论》反以冷水噀灌之证，非火厄于水而何？《金匮要略》吐后渴欲得水之条，非火之溺于水而何？惟其火在水中而病，故以火入水中而生者治之。然厄于水者恶水，恶水则火与水未相浃也。故直以是使水中之火仍畅茂得生而可已。溺于水者喜水，喜水则火与水渐相浃矣，故必合麻杏甘膏加姜、枣以清发之，乃能已也。

二十一、五苓散

泽泻_{一两六铢}　猪苓　茯苓　白术_{各十八铢}。方中行曰：术上不当有白字。雄按：二十四铢为一两，每铢重四分二厘弱，六铢为锱，即二钱五分，十八铢即七钱五分也　桂枝_{半两}

为末，以白饮和服方寸匕，日三，多服暖水，汗出愈。

沈果之曰：中风发热，六七日不解而烦，有表里证，渴欲饮水，水入即[①]吐者，名曰水逆，五苓散主之。盖表证为太阳不足，故用桂以宣阳气，

---

① 即：崇文书局本、中医书局本均作"则"。

通津液于周身，即《内经》水精四布，五经并行之旨，非用之以通水道下出也。里证为三焦之气化不宣，故用泻、术、二苓以通三焦之闭塞，非开膀胱之溺窍也。夫下焦之气化不宣，则腹膨而小便不利，水蓄膀胱，是为胞痹。此乃水蓄于膀胱之外，不能化入膀胱，故用五苓以化之。至小便不利，汗出而渴者，亦主以是方，而不渴者，茯苓甘草汤主之。盖渴为阳气不足，水不上升也，不升则不①降，故用桂以升之，二苓、泽泻以降之，而用术以为中枢。乃注者莫不以渴为热入膀胱，津液被劫所致。如果热入而复用桂、术以温液耗津，又加苓、泽以渗之，是热之又热，耗之又耗，速之毙矣。且不渴者反不用五苓而用茯苓甘草汤，可知不渴则无须桂、术之蒸腾津液，而桂、术之非治太阳而治三焦，更不待言矣。

二十二、小陷胸汤

瓜蒌实大者一枚　黄连一两　半夏半升

水六升，先煮瓜蒌取三升，去滓，纳诸药，煮取二升，去滓，分温三服。

邹润安曰：观仲景之用瓜蒌实，在此汤曰小结胸，正在心下，按之则痛；在瓜蒌薤白白酒汤曰喘息咳唾，胸背痛短气。而其脉一则曰浮滑，一则曰寸口沉迟，关上小紧数，是皆阴中有阳，且踞于阳位者也。夫胸背痛较按之方痛则甚，痹则较结为轻，咳唾喘息，是其势为上冲，而居于心下，按之才痛，似反静而不动，此其机总缘气与饮相阻，寒与热相纠。热甚于寒者，其束缚反急而为结，寒甚于热者，其蔽塞自盛而为痹。是故结胸之病伏，胸痹之病散，伏者宜开，散者宜行，故一则佐以连、夏之逐饮泄热，一则佐以薤、酒之滑利通阳。瓜蒌实之里无形攒聚有形，使之滑润而下则同，能使之下，似是治实之方，仅能使之下，不能使其必通，又非纯乎治实之道矣。何以知不能使之必通？盖有停饮痛甚，至不得卧，即当加半夏，若兼胸满胁下逆抢心，则仍加枳、朴、桂枝，倘竟能通，又何必如是哉？是知瓜蒌实之治，大旨在火与痰结于阳位，不纯乎虚，亦不纯乎实者，皆能裹之而下，此其擅长矣。

二十三、白散

桔梗　贝母各三分　巴豆一分，去皮心膜[①]，熬黑研如脂。雄按：古人以六铢为一分，分字[②]去声，即二钱五分也

为末，纳巴豆，更于臼中杵之，以白饮和服，强人半钱，羸者减之，病在膈上必吐，在膈下必利。不利进热粥一杯，利过不止，进冷粥一杯。汪按：半钱者，以铜[③]钱取药末，仅没钱文之半，即半钱匕，而省匕字，非若今人以五分为半钱也。

邹润安曰：寒实结胸，无热证者，治以白散。散中用桔梗为疏通气分之主。夫开导胸中之气，仲景于大承气汤、栀子厚朴等汤，莫不用枳、朴，此偏不用何哉？盖病有上下，治有操纵，结在上者，宿痰停饮也，故凡结胸无论热实寒实，宁用甘遂、葶苈、巴豆，不用枳、朴，如大陷胸汤丸、白散是也；结在中下，始热与实浃，气随热化，则于荡涤邪秽中，疏利其与邪为伍之气，大小承气诸汤是也。况桔梗之用，使气上越，而不使气下泄，今病在至高，固宜操上而纵下，不使中下无过之地横被侵陵，故曰病在膈上必吐，在膈下必利也。热邪与停饮结，治以瓜蒌，而佐之者反用半夏、黄连；寒邪与停饮结，治以巴豆，而佐之者反用桔梗、贝母，于寒因热用、热因寒用之中，反佐以取之，可谓精义入神以致用者矣。

二十四、调胃承气汤

大黄四两，去皮，清酒浸　甘草二两，炙　芒硝半升

水三升，先煮大黄、甘草，取一升，去滓，纳芒硝，更上火微煮令沸，少少温服之。

徐洄溪曰：芒硝善解结热之邪，大承气用之，以解已结之热邪，此方用之，以解将结之热邪，其能调胃，则全赖甘草也。

---

① 膜：崇文书局本、中医书局本均无此字。
② 分字：崇文书局本、中医书局本均无此二字。
③ 铜：崇文书局本、中医书局本均作"大"。

二十五、升麻鳖甲汤

升麻　当归　甘草各二两　蜀椒炒去汗，一两　鳖甲手指大一片，炙　雄黄半两，研

水四升，煮取一升，顿服之，老小再服取汗。《金匮要略》阳毒用此方，阴毒去雄黄、蜀椒；《肘后》《千金方》阳毒用升麻汤，无鳖甲，有桂，阴毒用甘草汤，即本方无雄黄；《活人书》阳毒升麻汤用犀角、射干、黄芩、人参，无当归、蜀椒、鳖甲、雄黄。

徐洄溪曰：蜀椒辛热之品，阳毒用而阴毒反去之，疑误。《活人书》加犀角等四味，颇切当。

二十六、百合知母汤

百合七枚　知母三两

先以水洗百合，渍一宿，当白沫出，去其水，别以泉水二升，煎取一升，去滓。别以泉水二升，煎知母取一升，后合煎取一升五合，分温再服。

王朴庄曰：百合入药，以野生极小者为胜。

二十七、百合鸡子黄汤

百合七枚　鸡子黄一枚
先煎百合如前法了，纳鸡子黄搅匀，煎五分温服。

二十八、百合滑石代赭汤

百合七枚，擘　滑石三两，碎，绵裹　代赭石如弹丸大一枚，碎，绵裹
先煎百合如前法，别以泉水二升，煎滑石、代赭，取一升，去滓后合和，重煎取一升五合，分温再服。

二十九、百合地黄汤

百合七枚，擘　生地黄汁一升

先煎百合如前法了，纳地黄汁，煎取一升五合，分温再服，中病勿更服，大便当如漆。

三十、百合滑石散

百合一两，炙　滑石三两

为散，饮方寸匕，日三服，当微利者止服，热则除。

邹润安曰：玩[1]百合知母汤，可以见汗则伤气，邪搏于气分，为消渴热中也；玩百合鸡子黄汤，可以见吐则伤上，邪扰于心，为烦懊不寐也；玩百合代赭汤，可以见下则伤血，邪搏于血分，为血脉中热也；玩百合地黄汤，可以见不经吐下发汗，则系百脉一宗，悉致其病，无气血上下之偏矣。所谓百脉一宗者何？《平人气象论》曰：胃之大络，名曰虚里，出于左乳下，其动应衣，为脉宗气，是最近于心，乃著邪焉。是以见证行卧不安，如有神灵，皆心中辗转不适之状；口苦小便数，身形如和，其脉微数，皆心中热郁气悗之征。以此例之，《本经》百合主邪气腹满心痛，盖有若合符节者，而治法始终不外百合，则以心本不任受邪，心而竟为邪扰，则不责将之谋虑不审，即责相之治节不行。今邪阻于上而不下行，为肺之不主肃降，无能遁矣，故欲征其愈期，极宜验其小便。凡溺时必肺气下导，小便乃出，今气挂于头，即欲下行，上先有故，则肺形之轩举不随，气之支结不降，亦又何疑？乃头中之不适，复分三等，其最甚者，至气上挂而为痛；其次则不痛而为淅淅然；又其次则因小便通而快然。即此验其轩举支结之浅深微甚，既了如指掌矣。况合之以百合地黄汤下云大便当如漆，百合滑石散下云微利者止服，热则除，则百合之利大小便，又与《本经》吻合矣。

三十一、瓜蒌牡蛎散

瓜蒌根　牡蛎熬。等分

为细末，饮服方寸匕，日三服。

邹润安曰：百合病至一月不解，而变成渴，以百合汤洗之，而仍不

---

[1] 玩：研习。

瘥，则病为伤中上之阴无疑，虽然仅曰渴，不曰欲饮水，且不烦不热，究竟病无驻足之所，仅渴之一端，为得所依藉耳。于此见昔之百脉一宗，悉致其病者，今则上焦已化，而在下者，尚未化也。上焦已化，百脉之病已瀹其半，百合遂无所用之。而下焦之未化者，不得不选用牡蛎，使之召阳归阴。而其主脑，尤在治上焦之已化者，故方中配以从阳化阴之瓜蒌根。两物等分，标名则升瓜蒌于牡蛎之上，为一方之统摄也。

三十二、甘草泻心汤

甘草四两，炙　黄芩　人参　干姜各三两　半夏半升　黄连一两　大枣十二枚。《伤寒论》无人参

水一斗，煮取六升，去滓，再煎取三升，温服一升，日三。

王晋三曰：甘草泻心，非泻结热，因胃虚不能调剂上下，水寒上逆，火热不得下降，结为痞。故君以甘草、大枣和胃之阴；干姜、半夏启胃之阳，坐镇下焦客气，使不上逆；仍用芩、连，将已逆为痞之气，轻轻泻却，而痞乃成泰矣。

三十三、赤豆当归散

赤小豆三升，浸令芽出，曝干　当归十分

杵为散，浆水服方寸匕，日三。汪按：赤小豆乃赤豆之小种，今药肆以半红半黑之相思子为赤小豆，医者亦多误用。然相思子不能出芽，即此方可证其讹^①。

三十四、二妙散

茅山苍术生用　川黄柏炒黑

为末，捣生姜，煎沸汤调服。

王晋三曰：此偶方之小制也。苍术生用入阳明经，能发二阳之汗；黄柏炒黑入太阴经，能除至阴之湿。一生一熟，相为表里，治阴分之湿热，有如鼓应桴之妙。

---

① 汪按……可证其讹：崇文书局本、中医书局本均无此注。

三十五、生姜泻心汤

生姜四两　甘草炙　人参　黄芩各三两　半夏半升　黄连　干姜各一两　大枣十二枚

水一斗，煮取六升，去渣，煎取三升，温服一升，日三。

徐洄溪曰：汗后而邪未尽，必有留饮在心下，其证甚杂，而方中诸药一一对证，内中又有一药治两证者，亦有两药合治一证者，错综变化，攻补兼施，寒热互用，皆本《内经》立方诸法，其药性又皆与《神农本草》所载无处不合，学者能于此等方讲求其理而推广之，则操纵在我矣。

三十六、半夏泻心汤

半夏半升　黄芩　干姜　甘草炙　人参各二两　黄连一两　大枣十二枚

水一斗，煮取六升，去渣，再煎取三升，温服一升，日三。

方中行曰：半夏、干姜，辛以散虚满之痞；黄芩、黄连，苦以泄心膈之热；人参、甘草，甘以益下后之虚；大枣甘温，润以滋脾胃之液。曰泻心者，言满在心膈而不在胃也。

三十七、大黄黄连泻心汤

大黄二两　黄连一两

麻沸汤二升渍之，须臾绞去滓，分温再服。

尤在泾曰：成氏云此导虚热之方也。按所谓虚热者，对燥矢而言也。盖邪热入里，与糟粕相结，则为实热；不与糟粕相结，则为虚热，非阴虚阳虚之谓。本方以大黄、黄连为剂，而不用枳、朴等药者，盖以泄虚热，非以荡实热也。雄按：不但不用枳、朴等药也，二味仅以麻沸汤渍，须臾即绞，其味甚薄，乃可泄虚热。若久渍味厚，虽无枳、朴，亦能下走肠胃也。汪按[①]：尤氏解释极精妙，梦隐更以煎法释之，亦妙。

---

① 按：崇文书局本、中医书局本均作"云"。

三十八、附子泻心汤

大黄二两，酒浸　黄连炒　黄芩炒。各一两　附子一枚，去皮，别煮取汁

以麻沸汤二升，渍三味，须臾绞去渣，纳附子汁，分温再服。

徐洄溪曰：前方乃法之最奇者，不取煎而取泡，欲其轻扬清淡以涤上焦之邪。此法更精，附子用煎，三味用泡，扶阳欲其热而性重，开痞欲其生而性轻也。雄按：观此可知用药之道。

邹润安曰：心之为体，于卦象离，今被邪逼，则外阳内伐，内阴沸腾，故半夏、甘草、生姜三泻心汤，治阴邪之未化者也。大黄黄连、附子二泻心汤，治阴邪之已化者也。阴邪已化，不逼心阳，则在内之沸乱略定，惟在外之邪气尚阻，则取二黄之泄热，荡去其邪，邪去正自安矣。恶寒汗出者，在上之阴邪才化，在下之阴气复逆，故轻取二黄之气，以荡热除秽，重任附子之威，以追逐逆阴，使之异趋同归，相成而不相背也。其未化者，阳馁朒[1]于阳位，而恣肆于阴分，邪盘踞于清道，而溃泄于下焦，非干姜、半夏、生姜之振散阴霾，不足以廓清心之外郭；非人参、黄连之养阴泄热，不足以安扰心之内讧也。

又曰：余治疟发时先呕者，用半夏泻心；吐泻交作者，用生姜泻心；胸痞下利者，用甘草泻心，皆应如桴鼓。

三十九、小承气汤

大黄四两　厚朴二两　枳实三枚

水四升，煮取一升二合，去滓，分温二服。初服汤当更衣，不尔者尽饮之，若更衣勿服。

雄按：于大承气汤既去芒硝而减枳、朴；复以大黄同煎，而缓其荡涤之性，古人谓之和胃之剂，故曰小承气[2]。

---

① 朒（nù 衄）：不足。
② 小承气：原作"小承汤"，据崇文书局本、中医书局本及文义改。

四十、牛黄清心丸

陕西牛黄_{二分五厘} 镜面朱砂_{一钱五分} 生黄连_{五钱} 黄芩 山栀_{各三}钱 郁金_{二钱}

为末，蒸饼为糊，丸如黍米大，每服七八丸。

王晋三曰：此丸古有数方，其义各别。若治温邪内陷包络神昏者，惟万氏此方为妙。盖温热入于心包络，邪在里矣，草木之香仅能达表，不能透里，必藉牛黄幽香物性，乃能内透包络，与神明相合，然尤在佐使之品配合咸宜。万氏用芩、连、山栀以泻心火，郁金以通心气，辰砂以镇心神，合之牛黄相使之妙。是丸调入犀角、羚羊角、金汁、甘草、人中黄、连翘、薄荷等汤剂中，颇建奇功。

雄按：周公谨云：局方牛黄清心丸，止是前八味至蒲黄而止，自山药以后凡二十一味，乃补虚中山芋丸，当时不知何以误并为一，因循不曾改正，贻误后人匪细，凡此之类，读书者不可不知也。一方用牛黄、雄黄、黄连、黄芩、栀子、犀角、郁金、朱砂各一两，真珠五钱，冰片、麝香各二钱五分，研，炼蜜丸，每重一钱，金箔为衣，蜡匮，功效较万方为胜。汪按：万方太轻，此方较有力^①。

四十一、至宝丹

生乌犀角 生玳瑁 琥珀 镜面朱砂_{研飞} 雄黄_{研飞。各一两} 西牛黄_{五钱} 龙脑^②_研 麝香_{研。各一钱} 安息香_{一两五钱，为末，酒研飞净，一两，熬膏，用水安息尤妙} 金箔 银箔_{各五十片，研细为衣}

先将犀、玳为细末，入余药研匀，将安息香膏重汤煮，凝成后入诸药中，和搜成剂，丸如梧子大，蜡护，临服剖，用人参汤化下三丸至五丸。《本事方》有人参、南星、天竺黄。

王晋三曰：此治心脏神昏，从表透里之方也。黄、犀、玳、珀，以有灵之物，内通心窍；朱、雄、二箔，以重坠之品，安镇心神；佐以脑、

---

① 汪按……较有力：崇文书局本、中医书局本均无此注。
② 龙脑：崇文书局本、中医书局本均作"龙胆"。

麝、安息，搜剔幽隐诸窍。东垣云：冰、雄、牛、麝，入骨髓，透肌肤。《抱朴子》言：金箔、雄黄合饵为地仙，若与丹砂同用为圣金，饵之可以飞升。故热入心包络，舌绛神昏者，以此丹入寒凉汤药中用之，能祛阴起阳，立展神明，有非他药所[①] 可及。徐氏云：安神定魄必备之方，真神丹也。若病因头痛而即神昏不语者，此肝虚魂升于顶，当用牡蛎救逆以降之，又非至宝丹所宜轻试。

四十二、凉膈散——名连翘饮子[②]

连翘四两　大黄酒浸　芒硝　甘草各二两　黄芩酒炒　薄荷　栀子各一两

为粗末，每服三五钱，加竹叶七片，水一碗半，煎一碗，去滓，入生白蜜一匙，微煎温服，与四物各半服，能和营泄热，名双和散。《本事方》加赤芍、干葛，治诸热累效。《玉机》云：轻者宜桔梗汤。汪按：此方与第二方桔梗汤名同实异[③]。即本方去硝、黄，加桔梗舟楫之品，浮而上之，去膈中无形之热，且不犯中下二焦也。雄按：此方加减法详《宣明论》。

徐洄溪曰：此泻中上二焦之火，即调胃承气加疏风清火之品也。

余师愚曰：热淫于内，治以咸寒，佐以苦甘，故以连翘、黄芩、竹叶、薄荷升散于上，大黄、芒硝推荡其中，使上升下行而膈自清矣。余谓疫疹乃无形之热，投以硝、黄之猛烈，必致内溃，因去硝、黄，加生石膏、桔梗，使热降清升而疹自透，亦上升下行之义也。雄按：法本《宣明》，剪裁甚善。

四十三、犀角地黄汤

暹罗犀角磨汁　连翘各三钱　生地五钱[④]　生甘草五分
水二盅，武火煎三物至八分，去滓，入犀汁和服。

---

① 所：崇文书局本、中医书局本均作"之"。
② 连翘饮子：崇文书局本、中医书局本此下均有"四二"。
③ 汪按……名同实异：崇文书局本、中医书局本均无此注。
④ 生地五钱：崇文书局本、中医书局本均无此四字。

王晋三曰：温热入络，舌绛烦热，八九日不解，医反治经，寒之散之攻之，热势益炽，得此汤立效者，非解阳明热邪，解心经之络热也。按本草犀角、地黄能走心经，专解营热，连翘入心散客热，甘草入心和络血，以治温热证热邪入络，功胜局方。

四十四、导赤散

生地　木通　甘草梢各等分。雄按：生地、木通不应等分

水煎服，或加淡竹叶。汪按：古方淡竹叶即竹叶也，淡竹乃竹名耳。今药肆所售淡竹叶草，是小青之别种，性能凉胃，不能清心，医人每多误用^①。雄按：本方去甘草加黄芩蜜丸，名火府丹，亦治心热溺涩淋渴等证。本方加升麻、黄连、丹皮，名升麻清胃汤，轻清凉血，乃秦皇士透化斑疹之良剂^②。

四十五、理中丸

人参　甘草炙　术　干姜各三两

捣筛为末，蜜和为丸，如鸡子黄大，以沸汤数合和一丸，研碎温服之，日三四服，夜二服。腹中未热，益至三四丸。雄按：未热二字须着眼。腹中不冷者，其可服乎？然不及汤，汤法以四味依两数切，用水八升，煮取三升，去渣，温服一升，日三。

徐洄溪曰：此仲景治寒多霍乱之方也。盖亦伤寒之类，后人以暑月之吐利当之，而亦用此方，更造为大顺散者，皆无稽之论也。

四十六、四君子汤

人参　白术炒　茯苓各二钱　甘草炙，一钱　生姜三片　大枣二枚

水煎，温服。

徐洄溪曰：此补脾之主方。

---

① 汪按……每多误用：崇文书局本、中医书局本均无此注。

② 之良剂：崇文书局本、中医书局本此下均有"徐洄溪曰：此泻心火从小肠中出也"句。

四十七、玉女煎

生石膏三五钱　熟地三五钱，或一两　麦冬二钱　知母　牛膝各一钱五分

水一盅半，煎七分，服。

雄按：陈修园力辟此方之谬，然用治阴虚胃火炽盛之齿痛，颇有捷效。若治温热病，地黄宜生，牛膝宜删。叶氏引用，决不泥守成方。近读《景岳发挥》，果与陈氏[①]之论印合。

四十八、四物汤

生地　当归各三两　芎䓖一两五钱　芍药二两

㕮咀，每服四钱，水二盏，煎八分，去滓，温服。

张路玉曰：四物为阴血受病之专药[②]，非调补真阴之药也。

汪按：调补真阴，宜集灵膏［一百十二］，不宜四物，而人多误会[③]。

四十九、小柴胡汤

柴胡半斤　黄芩　人参　甘草炙　生姜各三两　半夏半升　大枣十二枚

水一斗二升，煮取六升，去滓，再煎取三升，温服一升，日三。

尤拙吾曰：热入血室三条，其旨不同。第一条是血舍[④]空而热乃入者，空则热不得聚而游其部，故胁满痛；第二条是热邪与血俱结于血室者，血结亦能作寒热，柴胡亦能去血结，不独和解之谓矣；第三条是热邪入而结，经尚行者，经行则热亦行而不得留，故必自愈。无犯胃气及上二焦，病在血而不在气，在下而不在上也。若诛伐无过，变证随出，乌能自愈耶？

沈再平曰：今人治疟，必用此汤，若非此汤，即不足以为治者，故致辗转淹滞，变生不测，竟能殒命，则知疟本非死证，惟概以柴胡，治疟者杀之也。夫柴胡为少阳表药，若其疟果发于少阳，而以柴胡治之，无不

---

① 陈氏：崇文书局本、中医书局本均作"先生"。

② 药：崇文书局本、中医书局本均作"剂"。

③ 汪按……人多误会：崇文书局本、中医书局本均无此注。

④ 舍：原作"全"，据崇文书局本、中医书局本改。

立愈，若系他经用之，则必使他经之邪，辗转而入少阳，迁延以毙。乃既死，犹曰柴胡为治疟主药，吾开手即用之，不知其何以死，病家亦以柴胡治疟而竟不效，真其命之当死也。彼此昏迷，不得一悟，良可浩叹！雄按：《内经》论疟，既分六经，又分脏腑，并不泥定少阳一经，医家绎之。

雄按：本方柴、半各八两，准今得六钱零八厘；参、草、芩、姜各三两，准今得二钱二分八厘；枣十二枚。以水一斗二升，准今得八合零四抄。煮至减半，去滓，再煎至减半。夫煎而又煎，只取四分之一，其汤之浓郁甘柔可知。喻氏谓和药[①]，取其各药气味之相和。余谓和者，取其气缓味厚，斯为补正托邪之剂。故惟风寒正疟，邪在少阳者，可以按法而投，则参、甘、姜、枣补胃充营，半夏利其枢，柴、芩解其热，病无不愈矣。犹之今人于疟发之先，饱啖羊肉酒饭，亦能取效。汪按：疟疾寒来之时，强食过饱，往往一寒不能复热而死，吾见甚多，不可不戒[②]。盖风寒自表而受，胃腑空虚，自能安谷，治必先助中气，托邪外出，即御外邪杜其内入，诚一举两全之策也。若温热暑湿诸疟，邪从口鼻而受，肺胃之气先已窒滞，病发即不饥恶谷，脘闷苔黄，苟不分别，但执此汤，奉为圣法，则参、甘、姜、枣温补助邪，骤则液涸神昏，缓则邪留结痞，且有耗伤阴血而成疟劳者。即不用全方，而专以柴胡为治疟主药，亦惟营阴充裕，或温热暑湿之邪本不甚重，及兼感风寒之表邪者，始可见功。汪按：治正疟必宜此汤。温暑亦有正疟，不独风寒。方用黄芩，是清热，非祛寒也。且柴胡主少阳半表半里，黄芩里药，亦非以治表邪，但当辨其是否正疟耳。若似疟非疟，妄用柴胡，必提成长热不退，或两耳大痛，甚至神昏，更或引动肝风，痉厥立至，生平见之屡矣[③]。故倪涵初所定三方，亦愈病者稀而加病者多也。汪按：疟疾强止，变成臌胀者多不救，而人但知其臌胀而死，未尝归咎于治疟之不善，故医者终身误人而不自知，虽告之不信也[④]。世人凡患疟，不究病因，辄以姜枣汤灌之，其弊类此，羊肉亦然。凡属时疟，虽愈后亦忌食，食则必复，此时疟之所以异于正疟也，可

---

① 药：崇文书局本、中医书局本均作"剂"。
② 汪按……不可不戒：崇文书局本、中医书局本均无此注。
③ 汪按……见之屡矣：崇文书局本、中医书局本均无此注。
④ 汪按……不信也：崇文书局本、中医书局本均无此注。

不察哉？

五十、桂枝红花汤

伤寒桂枝汤加红花。原方桂枝、芍药、生姜各三两，甘草炙，二两。大枣十二枚[①]。

五十一、葱豉汤

葱白一握　香豉三合

水煎，入童子小便一合，日三服。雄按：芦根、桑叶、滑石、蔗浆之类，皆可随证佐用。

张路玉曰：本方药味虽轻，功效最著，凡虚人风热、伏气发温，及产后感冒，靡不随手获效。

尤拙吾曰：温邪之发，阴必先伤，设有当行解散者，必兼滋阴之品于其中，昔人于葱豉汤内加童便，于栀豉汤中加地黄、麦冬，亦此意也。雄按：二方加减，古法最详。

华岫云曰：在内之温邪欲发，在外之新邪又加，葱豉汤最为捷径，表分可以肃清。

邹润安曰：栀子与葱白，一系泄热，一系通阳，泄热者纵，通阳者横。纵则能通上下之道，此所以宜于汗吐下后，表邪已解之时；横则能达外内之情，此所以宜于病初起，卒杂辨识之际。而豆豉擅开发上焦郁抑，宣导阴浊逗留，故在先在后，咸藉以奏功也。

雄按：叶氏《春温篇》于新邪引动伏邪，亦主是方。盖此汤为温热初病开手必用之剂，鞠通不察，舍近而图远，遂为喻氏臆说所惑，以桂枝汤为初感之治，仍不能跳出伤寒圈子矣。意欲绍述[②]仲圣乎，则祖上之门楣，不可夸为自已之阀阅也，拘守其迹，岂是心传？尤氏云桂枝汤为伤寒表病而里和者设，温病伏寒变热，少阴之精已被劫夺，虽有新旧合邪，不可更用辛温助热而绝其本也，吴氏殆未之闻耶？

---

① 原方……十二枚：崇文书局本、中医书局本均无此注。
② 绍述：承前人之遗规事业，继续传述也。

五十二、清心凉膈散——名桔梗汤

即凉膈散［四十二］^①去硝、黄，加桔梗。余氏又加生石膏，为治疫疹初起之良剂。

五十三、苇茎汤

苇茎二斤　薏苡仁　瓜瓣各半斤　桃仁五十枚

水一斗，先煮苇茎得五升，去滓，纳诸药，煮取二升，服一升，再服。

雄按：邹氏《续疏》云：苇茎形如肺管，甘凉清肺，且有节之物，生于水中，能不为津液阂隔者，于津液之阂隔而生患害者，尤能使之通行；薏苡色白味淡，气凉性降，秉秋金之全体，养肺气以肃清，凡湿热之邪客于肺者，非此不为功也；瓜瓣即冬瓜子，冬瓜子^②依于瓤内，瓤易溃烂，子不能浥^③，则其能于腐败之中，自全生气，即善于气血凝败之中，全人生气，故善治腹内结聚诸痈，而涤脓血浊痰也；桃仁入血分而通气，合而成剂，不仅为肺痈之妙药，竟可瘳肺痹之危疴。

五十四、泻白散

桑白皮　地骨皮各一两　甘草五钱

为粗末，每服一二钱，入粳米百粒，水煎。

徐洄溪曰：此方能治肺中之饮。

雄按：此泻去肺热而保定肺气之方也。若肺不伤于热而伤于风寒者，诚有如鞠通所谓必将邪气恋定，而渐成劳怯矣，故用药必先议病也。

五十五、葶苈大枣泻肺汤

葶苈熬令黄色，捣丸如鸡子大　大枣十二枚

---

① ［四十二］：崇文书局本、中医书局本均无此数字。
② 冬瓜子：崇文书局本、中医书局本均无此三字。
③ 浥（yì异）：湿润。

水三升，煮枣取二升，去枣内葶苈，煮取一升，顿服。

雄按：《外台》用葶苈、杏仁各一升，大枣六十枚，合杵如膏，加蜜作丸桐子大，桑白皮汤下六七十丸，以大便通利为度。《本事方》无杏仁，有陈皮、桔梗、枣肉，丸梧子大，每服五七丸，饮下，名枣膏丸。《元戎》于本方加麻黄、五味子，汪按：此二味并用，似嫌夹杂[①]。并治痰实饮闭而为喘胀者。余治虚弱人患实痰哮喘者，用葶苈炒黄，煎汤去渣，以汤煮大枣食之，亦变峻剂为缓剂之一法也。

五十六、竹叶石膏汤

竹叶二握　生石膏一斤　半夏半斤，洗　人参三两　甘草二两，炙　麦门冬一斤[②]　粳米半升。雄按：陈修园曰：《伤寒论》用人参者有数方，皆因汗吐下之后亡其津液，故取甘凉以救其阴也

水一斗，先煮六味，取六升，去滓，纳粳米，煮米熟汤成，去米，温服一升，日三。《集验》此方加生姜，治呕最良。雄按：余用此方治暑疟极妙。

徐洄溪曰：此治伤寒解后，虚羸少气之善后方也。盖大病之后，必有留热，治宜清养，后人俱概用峻补，以留其邪，则元气不能骤复，愈补愈虚矣。雄按：此理惟喻氏知之，叶氏精之。

五十七、清燥救肺汤

经霜桑叶三钱，去筋　杏仁七分，去皮、尖，炒黄　麦门冬一钱二分　生石膏二钱五分　人参七分　阿胶八分　胡麻仁一钱　枇杷叶去毛、筋，一片甘草一钱

水一碗，煎六分，食远服。痰多加贝母、瓜蒌；血枯加生地；热甚加犀角、羚羊角，或加牛黄。

柯韵伯曰：古方用香燥之品以治气郁，不获奏效者，以火就燥也。惟缪仲淳知之，故用甘凉滋润之品，以清金保肺立法，喻氏宗其旨，集诸润

---

① 汪按……似嫌夹杂：崇文书局本、中医书局本均无此注。
② 斤：崇文书局本作"升"。

剂而制此汤，用意深①矣。汪按：此治秋燥证之神方，胜于东垣清燥汤多矣②。

五十八、妙香丸一名大圣丸

巴豆三百十五粒，去皮、心、膜，炒熟，研如面　牛黄研　腻粉研　龙脑研
麝香研。各三两　辰砂飞，九两　金箔九十片，研

研匀，炼黄蜡六两，入白蜜三分，同炼令匀为丸，每两作三十丸，白
汤下二丸，日二。《宣明》有水银、硼砂。此丸治惊痫百病，亦治伤寒潮热
积热，结胸发黄，狂走躁热，大小便不通。徐氏云：三分一丸，难于下咽，宜
作一分一丸，每服三丸为妥。

五十九、六一散一名天水散

腻③白滑石六两，水飞　甘草一两，炙

为细末，每服三钱，温水或新汲水调下，日三。暑湿内侵，风寒外袭
者，豆豉五十粒，葱白五寸，水一盏，煮汁调下即解，甚者三服必愈。催
生下乳，温水擂胡麻浆调下，并可下死胎，解斑蝥毒。加辰砂少许，名益
元散；加黄丹少许，名红玉散；加青黛少许，名碧玉散；加薄荷叶末少
许，名鸡苏散。

李濒湖曰：热散则三焦宁而表里和，湿去则阑门通而阴阳利。完素以
之治七十余证，赞为凡间仙药，不可缺之。雄按：小溲清长者勿服。

六十、大顺散

甘草三十斤，剉，寸长　干姜　杏仁去皮、尖　肉桂去粗皮。各四斤

先将甘草同白砂炒及八分黄熟，王晋三曰：白砂即河砂，或云是白砂糖，
非。次入干姜同炒令姜裂，次入杏仁又同炒候不作声为度，筛去砂后，入
肉桂一处捣为散，每服二钱，水煎温服。如烦躁，井华水调下，不拘时，
沸汤调亦可。

----

① 深：崇文书局本、中医书局本此下均有"取药当无遗蕴"六字。
② 汪按……多矣：崇文书局本、中医书局本均无此注。
③ 腻：崇文书局本、中医书局本此前均有"桂林"二字。

王安道曰：此方甘草最多，干姜、杏仁、肉桂次之。除肉桂外，三物皆炒者，原其初意，本为冒暑伏热，引饮过多，脾胃受湿，呕吐水谷不分，脏腑不调所立，盖温中药也。内有杏仁，不过取其能下气耳。若以之治静而得之之证，吾恐不能解而反增内烦也。世俗不明，类曰夏月阴气在内，此等方为必用之药。吁！误矣。夫阴气非寒气也，盖夏月阳气发散于外，而阴气则在内耳，岂可视阴气为寒气而用温热之药乎？阴果为寒，何以夏则饮水耶？汪按：若夏月必宜温药，则冬月必宜凉药乎？且大热烦躁，而更以姜、桂之燥热助之，不得已而用井华水，欲使相济，不知井华水之力不能制也，尤为进退无据矣^①。

徐洄溪曰：此治暑月内伤饮冷证，非治暑也。又甘草多于诸药八倍，亦非法。此等病百不得一，偶用之耳。而制药四十二斤，又止服二钱，其意何居？其方本不足取，而世之庸医，竟以此治燥火之暑病，杀人无算，可胜悼哉！

六十一、紫雪

黄金一百两。徐云：以飞金一万页代之尤妙　寒水石　磁石　石膏　滑石各三斤

以上并捣碎，用水一斛，煮至四斗，去滓，入下药。

羚羊角屑　犀角屑　青木香　沉香各五斤　丁香一两。徐云：宜用二两元参　升麻各一斤　甘草八两，炙

以上入前药汁中，再煮取一斗五升，去滓，入下药。

朴硝十斤　硝石四斤。徐云：二硝太多^②，宜用十分之一

二味入前药汁中，微火上煎，柳木篦搅不住，候有七升，投在木盆中半日，欲凝，入下药。

朱砂三两　麝香当门子一两二钱五分

二味入前药中，搅调令匀，瓷器收藏，药成霜雪而色紫，新汲水调下。雄按：《鸡峰方》无磁石、滑石、硝石，其二角只用各十两，丁、沉、木香各五

---

①　汪按……无据矣：崇文书局本、中医书局本均无此注。

②　太多：崇文书局本、中医书局本均无此二字。

两，升麻六两，朴硝二斤，麝香却用三两，余六味同。又薛公望云：方中黄金不用亦可。汪按：宜用飞金箔，不可去^①。

徐洄溪曰：邪火毒火穿经入脏，无药可治，此能消解，其效如神。

六十二、禹余粮丸即针砂丸，又名蛇含石丸

蛇含石即蛇黄大者，三两，以新铁铫盛，入炭火中烧石与铫子一般红，用钳取蛇黄倾入醋中，候冷，研极细末，听用　禹余粮三两　真针砂五两，以水淘净，炒干，入余粮一处，用米醋二升，就铫内煮醋干为度，后用铫并药入炭火中，烧红钳出，倾药净砖上，候冷研细

以三物为主，其次量人虚实入下项药。

羌活　川芎　木香　茯苓　牛膝　桂心　白豆蔻　大茴　蓬术　附子干姜　青皮　三棱　白蒺藜　当归酒浸一宿。各五钱

为末，入前药拌匀，以汤浸蒸饼，揬去水，和药，再杵为丸，梧子大，食前温酒、白汤任下三十丸至五十丸，最忌盐，一毫不可入口，否则发疾愈甚。但试服药，即于小便内旋去，不动脏腑，而能去病，日三服，兼以温和调补气血药助之，真神方也。雄按：此乃治水肿寒积之方，今人辄用以治胀。然胀有寒、热二证，设热胀误服，贻害非轻。丹溪云：温热之药太多，宜有加减，不可徒执其方。魏玉横云：阴虚内热而为膜胀，误服燥热石药必死。

徐洄溪曰：此方兼治有形之积块。

六十三、牡蛎泽泻散

牡蛎　泽泻　蜀漆洗去腥　瓜蒌根　葶苈子　商陆根熬　海藻洗去咸。各等分

异捣，下筛为散，更入臼中杵之，白饮和服方寸匕，小便利，止后服。雄按：古云商陆水煎能杀人。

华岫云曰：叶氏虽善用古方，然但取其法而并不胶柱，观其加减之妙，如复脉、建中、泻心等类可知。至用牡蛎泽泻散，只取此二味，故案中有但书用某方而不开明药味者，决非尽用原方，必有加减之处，观者以

---

① 汪按……不可去：崇文书局本、中医书局本均无此注。

意会之可也。雄按：此论通极，诸方皆当作如是观。

邹润安曰：牡蛎泽泻散证，水蓄于下，上焦之气不能为之化，故类萃商陆、葶苈以从上下降；泽泻、海藻以启水中清气上行；瓜蒌、牡蛎则一以上济其清，一以下召其浊，而使之化耳。

又曰：牡蛎泽泻散治腰以下水气不行，必先使商陆、葶苈从肺及肾，开其来源之壅，而后牡蛎、海藻之软坚，蜀漆、泽泻之开泄，方能得力。用瓜蒌根者，恐行水之气过骏，有伤上焦之阴，仍使之从脾吸阴，还归于上，与常山之蛇击其首则尾应，击其尾则首应者不殊也。

六十四、越脾汤

麻黄六两　石膏八两　生姜三两　甘草二两　大枣十二枚

水六升，煮麻黄去沫，纳诸药，煮取三升，分三服。恶风，加附子一枚。

喻嘉言曰：越脾汤者，示微发表于不发之方也。大率取其通调营卫，麻黄、石膏二物，一甘热，一甘寒，合而用之。脾偏于阴，则和以甘热；胃偏于阳，则和以甘寒。乃至风热之阳、水寒之阴，凡不和于中土者，悉得用之。何者？中土不和，则水谷不化，其精悍之气以实营卫，营卫虚则或寒或热之气皆得壅塞其隧道，而不通于表里，所以在表之风水用之，而在里之水兼渴而小便自利者咸必用之，无非欲其不害中土耳。不害中土，自足消患于方萌矣。

六十五、甘遂半夏汤

甘遂大者，三枚　半夏十二枚　芍药五枚　甘草如指大一枚。一本无甘草。
汪按：王氏虽强为之释究，当从一本去甘草为是[①]

水二升，煮取半升，去滓，以蜜半升和药汁，煎取八分[②]，顿服之。

王晋三曰：甘遂反甘草，反[③]者，此欲下而彼欲上也，乃以芍药约

---

① 汪按……甘草为是：崇文书局本、中医书局本均无此注。
② 分：崇文书局本、中医书局本均作"合"。
③ 反：崇文书局本、中医书局本均无此字。

之，白蜜润之，则虽反而甘遂仍得下渗。《灵枢》有言约方如约囊。甘遂、半夏逐留饮弥漫于肠胃之间，虽利而续坚满，苟非以甘草、白蜜与甘遂大相反者，激而行之，焉能去其留着之根。相反为方，全赖芍药之酸可胜甘，约以监反，庶不混乱中焦而为害。然学识未优者，不可轻试于人也。

六十六、控涎丹一名妙应丸

甘遂去心　大戟去皮　白芥子各等分

为末，蒸饼糊丸，每服五七丸至十丸，临卧姜汤服。雄按：余治虚人饮证，每以六君子汤去甘草送服，甚妥[1]。达可谓之子龙丸，云治流注窜毒甚效。

王晋三曰：控，引也；涎，读作羡，涎涎也，水流貌。引三焦之水，涎涎流出于水道也。芥子色白，入肺而达上焦；甘遂色黄，入脾而行中焦；大戟色黑，入肾而走下焦。故白芥子走皮里膜外之水饮，甘遂决经隧之水饮，大戟逐脏腑之水饮。三者引经各异，涎涎于水道则同，故复之为方，而名控涎也。汪按：涎即次之俗字，亦作漾，本指口唾，引申为痰涎。王说未当[2]。

六十七、又控涎丹治诸痫[3]

生川乌　半夏洗　僵蚕炒。各半两，生姜汁浸一宿　铁粉三钱，研　全蝎
甘遂面裹煨。各二钱半

为细末，生姜自然汁为丸，如绿豆大，朱砂为衣，每服十五丸，生姜汤下。二方俱忌食甘草。

六十八、五子五皮汤

即五皮饮五加皮、地骨皮、茯苓皮、大腹皮、生姜皮。一方五加易陈皮，一方五加易桑白皮[4]。加杏仁、苏子、葶苈子、白芥子、莱菔子。一方无杏仁、芥子，有香附、车前子。

---

① 妥：崇文书局本、中医书局本此下均有"毛"字。
② 汪按……未当：崇文书局本、中医书局本均无此注。
③ 痫：崇文书局本、中医书局本均作"痫"。
④ 五加皮……桑白皮：崇文书局本、中医书局本均无此注。

六十九、桂苓丸

桂一两　茯苓二两

为末，蜜丸，沸汤下二钱。作汤名桂苓饮①。

七十、禹功丸即禹功散

黑牵牛头入磨一次，不复再磨，四两　大茴香炒，一两

为细末，以生姜自然汁调服一二钱。或加木香一两。

七十一、防己茯苓汤

防己　黄芪　桂枝各三两　茯苓六两　甘草二两

水六升，煮取二升，分温三服。

王晋三曰：余治太阳腰髀痛，审证借用此方，如鼓之应桴。

七十二、中满分消汤

半夏一钱　厚朴　黄连　黄柏俱姜制　川乌　干姜俱炮　开口吴萸炒　草豆蔻炒，研　木香　人参各五分　茯苓　泽泻各一钱半　生姜五片

水煎，稍热服，大忌房劳、生冷、炙煿、酒、面、糟、醋、盐、酱等物。身热脉浮，喘满有表证，加麻黄五分；血虚至夜烦热，加归身、黄芪各五分；阳气下陷，便溺赤涩，加升麻、柴胡各三分；脾气虚弱，饮食不磨，去黄柏，加益智仁、毕澄茄、青皮各二分。

七十三、中满分消丸

厚朴　半夏　黄连俱姜汁炒　黄芩　枳实　白术同②枳实拌湿炒焦　干生姜　茯苓　猪苓　泽泻　人参各五钱　甘草炙，一钱

汤浸，蒸饼为丸，梧子大，每服百丸，沸汤下。脾胃气滞，食积胀满，加陈皮、砂仁各五钱；经脉湿滞，腹皮腿臂痛不可抚者，加片子姜黄

---

① 饮：崇文书局本、中医书局本均作"散"。
② 同：崇文书局本、中医书局本均作"用"。

一钱；肺热气化不行，溺闭喘渴者，加知母三钱。

张路玉曰：东垣分消汤丸，一主温中散滞，一主清热利水，原其立方之旨，总不出《内经》平治权衡、去菀陈莝、开鬼门、洁净府等法。其汤方主中满寒胀，乃下焦阴气逆满，抑遏中焦阳气，有似乎阴之象，故药中虽用乌头之辛热宣布五阳，为辟除阴邪之向导，即用连、柏之苦寒以降泄之，苟非风水肤胀脉浮证起于表者，孰敢轻用开鬼门之法，以鼓动其阴霾四塞乎？丸方主中满热胀，用黄芩之轻扬以降肺热，则用猪苓、泽泻以利导之，故专以洁净府为务，无事开鬼门、宣布五阳等法也。

七十四、小青龙汤

麻黄去节　芍药　细辛　干姜　甘草炙　桂枝各三两　五味子　半夏各半升

水一斗，先煮麻黄减二升，去上沫，纳诸药，煮取三升，去滓，温服一升。

徐洄溪曰：此方专治水气，盖汗为水类，肺为水源，邪汗未尽，必停于肺胃之间，病属有形，非一味发散所能除，此方无微不到，真神剂也。

七十五、木防己汤

木防己三两　桂枝二两　人参四两　石膏如鸡子大，二枚

水六升，煮取二升，分温再服。虚者即愈，实者复发，去石膏，加茯苓、芒硝。

尤拙吾曰：防己、桂枝，一苦一辛，并能行水气而散结气，而痞坚之处，必有伏阳，吐下之余，定无完气，书不尽言，而意可会也。故又以石膏治热，人参益虚，于法可谓密矣。其虚者，外虽痞坚，而中无结聚，即水去气行而愈；其实者，中实有物，气暂行而复聚，故三日复发也。去石膏加芒硝者，魏伯乡云：以其既散复聚，则有坚定之物留作包囊，故以坚投坚，而不破者，即以软投坚而即破也。加茯苓者，亦引饮下行之用耳。

邹润安曰：防己之茎如木，故名木防己，后世以其出汉中，因又名汉防己，非二物也。如仲圣但以防己名汤，则曰木防己汤，连他物以名汤，

则除去木字以便称谓耳。后人以茎为木，以根为汉，及治风治水之分，均属臆断。

七十六、藿香正气散

厚朴　陈皮　桔梗　白术　半夏各二两　大腹皮换槟榔亦可，或用苍术　白芷　茯苓　苏叶　藿香各三两　甘草炙，一两

为粗末，每服三钱，姜三片，枣一枚，煎热服。汪按：《兰台轨范》无白术^①。

七十七、不换金正气散

苍术泔浸，去皮，麻油拌，炒黄，四两　厚朴去皮，姜汁炒　陈皮去白　甘草炙。各三两　藿香　半夏各二两

为粗末，每服三钱，水煎^②温服。或加香豉。

雄按：二方皆治风寒外感，食滞内停，或兼湿邪，或吸秽气，或伤生冷，或不服水土等证，的是良方。若温暑热证不兼寒湿者，在所切禁。今人谓其统治四时感证，不审病情，一概乱用，殊可笑也。

七十八、六和汤

香薷二两^③　人参　茯苓　甘草炙　扁豆　厚朴姜制　木瓜　杏仁去皮、尖　半夏各一钱　藿香　砂仁炒，研。各六分　生姜三片　大枣一枚

水煎，热服。一方无香薷，有白术。汪按：宜用香薷，为暑月受凉闭汗，故表之也^④。

雄按：此亦治暑月外感风寒，内伤生冷之剂，香薷饮之方不一，主治略同，皆非治暑之药也，用者辨之。

---

① 汪按……白术：崇文书局本、中医书局本均无此注。
② 煎：崇文书局本、中医书局本此下均有"汤"字。
③ 两：崇文书局本、中医书局本均作"钱"。
④ 汪按……故表之也：崇文书局本、中医书局本均无此注。

七十九、五积散

苍术　厚朴　陈皮　甘草　麻黄　桂枝　炮姜　半夏　茯苓　枳壳　桔梗　芍药　当归　川芎　白芷　生姜　葱白

为粗末，每服三钱，水煎服。汪按：麻黄亦为闭汗而设[①]。

雄按：此治外受寒湿，内夹冷食之剂。

八十、益黄散

陈皮　青皮下食，入太阴之仓[②]　丁香去脾胃中寒。各二钱　诃子肉五钱，能开胃消食止痢　甘草炙，三钱

为末，每服一二钱，水煎。钱仲阳用治脾土虚寒，呕吐泄泻。汪按：徐洄溪谓诃子肉水煎涩难入口，此方似宜末服，不必水煎[③]。

八十一、又益黄散

人参　陈皮去白。各一钱　黄芪二钱　生甘草　炙甘草各五分　芍药七分　黄连少许

为末，每服二钱，水一杯，煎五分服。李东垣用治慢脾风。

八十二、星附六君汤

即六君子汤四君子加陈皮、半夏是也[④]。加制南星、白附子。

附[⑤]连香饮缺，俟考。

雄按：本论主治热气深伏，烦渴呕逆，必以黄连之苦降泄热为君，或谓即香连丸，则木香与火升作呕者，非所宜也。若寒呕，则石莲丁香饮甚妙。

---

① 汪按……而设：崇文书局本、中医书局本均无此注。
② 仓：崇文书局本、中医书局本均作"脏"。
③ 汪按……水煎：崇文书局本、中医书局本均无此注。
④ 四君子……是也：崇文书局本、中医书局本均无此注。
⑤ 附：崇文书局本、中医书局本均无此字。

八十三、黄连竹茹橘皮半夏汤

药即汤见。

雄按：此方于橘皮竹茹汤去生姜之温，甘草之甘，加黄连之苦寒，以降诸逆冲上之火；半夏之辛开，以通格拒抟结之气，用治呕哕，其效如神。

八十四、来复丹

太阴元精石　舶上硫黄　硝石各一两。用硫黄为末，微火炒结成砂子大　橘红　青皮去白　五灵脂澄去砂，炒令烟尽。各二钱

为末，醋糊丸，豌豆大，每服三十丸，白汤下。

八十五、七香饼

香附　丁香皮各一两二钱　甘松八钱　益智仁六钱　砂仁　蓬术　广皮各二钱

为末，神曲糊调匀，捏成饼子，每重一二钱，干之，用时杵碎，水煎服。

八十六、平胃散

茅山苍术去粗皮，米泔浸，五两　紫厚朴去皮，姜汁炒　陈皮去白。各三两二钱　甘草炙，二两

为末，每服二钱，水一盏，姜一片，同煎七分，温服。

柯韵伯曰：《内经》以土运太过曰敦阜，其病腹满；不及曰卑监，其病留满痞塞。三承气汤调胃土之敦阜，此方平胃土之卑监也。培其卑者而使之平，非削平之谓，犹温胆汤用凉剂而使之温，非用温之谓也。

雄按：柯氏此论，虽已超越前贤，而义犹未畅也。三承气汤调胃土之敦阜，韪矣；若卑监者，乃是①脾德有惭，土不胜湿，健运失职，阳气不升，非胃病也。夫脾字从卑，原为阴土，其性恶湿，燥补相宜，既知脾湿

---

① 是：崇文书局本、中医书局本均无此字。

去而不滞，脾得补而健运，则是方也，乃调脾土之卑监而名曰平胃者，以脾气健而升，则胃自平而降耳，本非削平之谓也。

八十七、胃苓汤

即平胃合五苓也。

八十八、桃核承气汤

桃仁五十个，去皮尖　大黄四两　甘草　桂枝　芒硝各二两

水七升，煮取二升半，去滓，纳芒硝，更上火微沸，下火，先令温服五合，日三服，当微利。徐云：微利则仅通大便，不必定下血也。

徐洄溪曰：热甚则血凝而上干心包，故神昏而如狂，血得热而行，苟能自下，则邪从血出，亦能自愈。但小腹急结，是蓄血见证，宜此主之。

邹润安曰：瘀血一证，《伤寒论》《金匮要略》论之最详。大凡已见热标，而无热证，脉无热象者，瘀也；有所阻应有所不通，有所阻而气化仍通者，瘀也；并无所阻而自谓若有所阻者，瘀也；有燥象而不渴，不应渴而反渴者，瘀也。盖气以化而行，血以行而化，气已行而结者犹结，则非气病，况血应濡而不濡，实非枯而似枯，是非有瘀，何由得此哉？雄按：余治李氏妇崩后溺涩，暨顾氏妇产后小便不通，皆以瘀行而愈，可见病机多幻，虽圣人亦有所不能尽也。故许知可治毗陵贵妇，用桃仁煎而愈，古之人有行之者矣。王清任论病，专究瘀血，即叶氏所云病久入络，义皆本于仲景也。

八十九、白虎加桂枝汤

石膏一斤　知母六两　甘草炙，二两　粳米二合　桂枝三两，剉

每服五钱，水一盏半，煎至八分，去滓，温服，汗出愈。

邹润安曰：或问桂枝与白虎，寒热天渊，安可兼用？且论中谆谆以表不解禁用白虎，既可兼用，则何不加此，而必待表解乎？曰：表不解不可与白虎条，上文言脉浮发热无汗乃麻黄证，非特不得用白虎，且不得用桂枝矣。白虎证者，脉大也，汗出也，烦渴欲饮水也，三者不兼即非是。今云其脉如平，身无寒但热，时呕，皆非白虎证，亦未必可用桂枝。特既与

白虎，则三者必具，再加骨节烦疼之表，则无寒不得用柴胡，有汗不得用麻黄，热多又不得用附子，不用桂枝和营通络而谁用者？且古人于病有分部，非如后世多以阴阳五行生克为言。雄按：因此遂成议药不议病之世界，积重难返，奈何？伤寒有伤寒用药之例，温疟有温疟用药之例。盖伤寒自表入里，故有一毫未化之寒，即不可与全入者并论；温疟自内出外，里既全热，但有骨节烦疼一种表证，即不得全认为热而单用白虎，故必兼桂枝使之尽化，而顷刻致和矣。

九十、四兽饮

即六君子汤加草果为散，每服四五钱，生姜三片，盐少许，乌梅一个，水煎服。

九十一、露姜饮

人参　生姜等分

阴阳水煎，去滓，露一宿，再煎数沸，温服。

叶香岩曰：疟疾之发，由于受暑者多，若骤用温补截之，为害不浅。松江赵嘉柱疟发数次，用此法变血痢而死。雄按：此方必邪衰正馁而缠绵不已者，始可用以截之。白露降而炎暑消，故取秋露以涤余邪，若秋前露自地升，不能取也。

九十二、鳖甲煎丸

鳖甲十一分，炙　乌扇即射干，烧　鼠妇熬　干姜　黄芩[1]　大黄　桂枝　石韦去毛　厚朴　紫葳　阿胶各三分　柴胡　蜣螂熬。各六分　芍药　牡丹皮　䗪虫熬[2]。各五分　葶苈熬　半夏　人参各一分　瞿麦　桃仁各二分　蜂窠四分，炙　赤硝十二分

为末，取锻灶下灰一斗，清酒一斛五斗，浸灰俟酒尽一半，着鳖甲于中，煮令泛烂如胶膝，绞取汁，纳诸药煎，为丸如梧子大，空心服七丸，

---

① 黄芩：崇文书局本、中医书局本均无此药。

② 熬：原作"热"，据崇文书局本、中医书局本改。

日三服。雄按：凡用介类之药入丸剂，皆当仿此圣法，庶无流弊。

王晋三曰：鳖甲煎丸，都用异类灵动之物，若水陆飞潜、升者降者、走者伏者，咸备焉。但恐诸虫扰乱神明，取鳖甲为君守之，其泄厥阴破癥瘕之功，有非草木所能比者。阿胶达表息风，鳖甲入里守神，蜣螂动而性升，蜂房毒可引下，䗪虫破血，鼠妇走气，葶苈泄气闭，大黄泄血闭，赤硝软坚，桃仁破结，乌扇降厥阳①相火，紫葳破厥阴血结，干姜和阳退寒，黄芩和阴退热，和表里则有柴胡、桂枝，调营卫则有人参、白芍，厚朴达原劫去其邪，丹皮入阴提出其热，石韦开上焦之水，瞿麦涤下焦之水，半夏和胃而通阴阳，灶灰性温走气，清酒性暖走血。统而论之，不越厥阴、阳明二经之药，故久疟邪去营卫而着脏腑者，即非疟母，亦可借以截之。《金匮》惟此方与薯蓣丸药品最多，皆治正虚邪着久而不去之病，非汇集气血之药，攻补兼施，未易奏功也。雄按：有形癥瘕，按之不移者，即非疟母，亦可借以缓消。

九十三、六神汤

即四君子汤加山药、扁豆。雄按：二陈汤去甘草，加旋覆花、石菖蒲、胆南星，亦名六神汤，治癫狂昏厥，诸痰证极效。

九十四、三黄汤

黄连酒煮　黄芩酒炒　大黄酒浸。各等分。《金匮》倍大黄，名泻心汤。麻沸汤二升渍之，须臾绞去滓，分温再服，为末，炼白蜜丸，梧子大，名三黄丸；去大黄，加黄柏等分煎，名金花汤；更加栀子，名栀子金花汤；即黄连解毒汤。为末，蜜丸名金花丸；金花汤为末②蜜，名三补丸；三黄丸加黄柏等分，滴水丸，名大金花丸。

张石顽曰：金花汤止芩、连、柏三味，作丸名三补金花丸，较汤多栀子，作汤名解毒，更加大黄则名大金花汤。汤丸虽异，功用不殊，但取急攻则用汤，缓祛则用丸，微有区别耳。

---

① 阳：崇文书局本、中医书局本均作"阴"。
② 为末：崇文书局本、中医书局本均无此二字。

九十五、甘露消毒丹—名普济解毒[①]丹

飞滑石十五两　绵茵陈十一两　淡黄芩十两　石菖蒲六两　川贝母　木通各五两　藿香　射干　连翘　薄荷　白豆蔻各四两

各药晒燥，生研细末，见火则药性变热。每服三钱，开水调服，日二次。或以神曲糊丸，如弹子大，开水化服，亦可。

雄按：此治湿温时疫之主方也。《六元正纪》五运分步，每年春分后十三日交二运征，火旺天乃渐温；芒种后十日交三运宫，土旺地乃渐湿。温湿蒸腾，更加烈日之暑，烁石流金，人在气交之中，口鼻吸受其气，留而不去，乃成湿温疫疠之病，而为发热倦怠，胸闷腹胀，肢酸咽肿，斑疹身黄，颐肿口渴，溺赤便闭，吐泻疟痢，淋浊疮疡等证。但看病人舌苔淡白或厚腻，或干黄者，是暑湿热疫之邪尚在气分，悉以此丹治之立效，并主水土不服诸病。汪按：普济消毒饮用芩、连、陈皮、元参、连翘、甘、桔、升、柴、马勃、鼠粘、薄荷、板蓝根、僵蚕，或加人参、大黄，今附载[②]。

九十六、神犀丹

乌犀角尖磨汁　石菖蒲　黄芩各六两　真怀生地冷水洗净，浸透，捣绞汁　银花各一斤。如有鲜者，捣汁用尤良　粪清　连翘各十两　板蓝根九两，无则以飞净青黛代之　香豉八两　元参七两　花粉　紫草各四两

各生晒研细，忌用火炒。以犀角、地黄汁、粪清和捣为丸，切勿加蜜，如难丸可将香豉煮烂。每重三钱，凉开水化服，日二次，小儿减半。如无粪清，可加人中黄四两，研入。

雄按：温热暑疫诸病，邪不即解，耗液伤营，逆传内陷，痉厥昏狂，谵语发斑等证，但看病人舌色干光，或紫绛或圆硬，或黑苔，皆以此丹救之。若初病即觉神情昏躁而舌赤口干者，是温暑直入营分，酷暑之时，阴虚之体，及新产妇人，患此最多，急须用此，多可挽回，切勿拘泥日数，

---

① 毒：崇文书局本、中医书局本均作"疫"。

② 汪按……今附载：崇文书局本、中医书局本均无此注。

误投别剂，以偾事也。兼治痘瘄^①毒重，夹带紫斑危证，暨痘疹后余毒内炽，口糜咽腐，目赤神烦诸证。方中犀角为君，镑而煎之，味极难出，磨则需时，缓不及待，抑^②且价昂，非贫人所能猝办，有力者预为合就施送，则患者易得救活必多，贫者重生，阴功亦大，或存心之药铺，照本制售，亦方便之一端也。

九十七、温胆汤

竹茹　枳实　半夏各一两　橘红一两五钱　茯苓七钱　甘草炙，四钱

每服四五钱，生姜一片，红枣一枚，水一盅五分，煎七分服。

罗东逸曰：胆为中正之官，清静之府，喜宁谧，恶烦扰，喜柔和，不喜壅郁。盖东方木德，少阳温和之气也，是以虚烦惊悸者，中正之官以熇^③热而不宁也；热呕吐苦者，清静之府以郁久而不谧也；痰气上逆者，土家湿热反乘，而木不得遂其条达也。如是者，首当清热，及解利三焦。方中以竹茹清胃脘之阳；而臣以甘草、橘、半，通胃以调其气；佐以枳实，除三焦之痰壅；使以茯苓平渗，致中焦之清气，且以驱邪，且以养正。三焦平而少阳平，三焦^④正而少阳正，胆家有不清宁而和者乎？和即温也，温之者，实凉之也。晋三亦云：胆气退热为温，非谓胆寒而温之也。雄按：此方去姜、枣，加黄连，治湿热夹痰而化疟者甚妙，古人所未知也。

九十八、麻黄杏仁甘草石膏汤

药即汤见。

张石顽曰：此大青龙汤去桂枝，越脾汤加杏仁也。雄按：彼二方有姜、枣。专祛上焦湿热痰气，与苓桂术甘汤互发，彼藉苓、术专祛心下之支饮，此藉石膏专祛膈上之湿热也。汪按：此语可商。石膏除热，非祛湿之品也^⑤。

尤在泾曰：汗出而喘，无大热者，其邪不在经膝而在肺中，故非桂枝

---

① 瘄（cù 醋）：疹子。

② 抑：崇文书局本、中医书局本均作"亦"。

③ 熇（hè 贺）：热，火势旺盛。

④ 焦：原作"阳"，据崇文书局本、中医书局本改。

⑤ 汪按……之品也：崇文书局本、中医书局本均无此注。

所能发。麻、杏辛甘入肺，散邪气；肺被邪郁而生热，石膏辛寒入肺，除热气；甘草甘温安中气，且以助其散邪清热之用，乃肺脏邪气发喘之的剂也。

又曰：大青龙主散表寒而兼清里热，故麻黄多于石膏；此清肺热而兼散肺邪，故石膏多于麻黄。

九十九、白头翁汤

白头翁二两　秦皮　黄连　黄柏各三两

水七升，煮取二升，去滓，温服一升。

柯韵伯曰：三阴俱有下利证，自利不渴者属太阴，是脏有寒也；自利渴者属少阴，以下焦虚寒，津液不升，故引水自救也；惟厥阴下利属于热，以厥阴主肝而司相火，肝旺则气上撞心，火郁则热利下重，湿热秽气奔迫广肠，魄门重滞而难出，《内经》云暴注下迫者是矣。脉沉为在里，弦为肝脉，是木郁之征也。渴欲饮水，厥阴病则消渴也。白头翁临风偏静，长于驱风，用为君者，以厥阴风木，风动则木摇而火旺，欲平走窍之火，必宁摇动之风；秦皮木小而高，得清阳上升之象为臣，是木郁达之，所以遂其发陈之性也；黄连泻君火，可除上焦之渴，是苦以发之；黄柏泻相火，可止下焦之利，是苦以坚之也。治厥阴热利有二：初利用此方以升阳散火，是谓下者举之，寒因热用法；久利则用乌梅丸之酸以收火，佐以苦寒，杂以温补，是谓逆之从之，随所利而行之，调其气使之平也。雄按：徐氏亦云乌梅丸治久痢之圣方也。

一百、缩脾饮

缩砂仁　乌梅肉　草果仁煨　甘草炙。各四两　干葛　白扁豆各二两

每服四钱，水一碗，煎八分，水澄冷服以解烦，或欲温欲热，任意服。

雄按：脾为阴土，喜燥而恶湿，贪凉饮冷，则脾阳为湿所滞，而缓纵解佚①，不能宣运如常矣。故以砂仁、草果快脾而去其所恶之湿，臣以甘

①解佚：松弛无力，此处指脾阳为湿所困，脾气升降无力，运化失常的状态。

草、扁豆甘淡以培其正气，即佐葛根、乌梅，一以振其敷布之权，一以缩其缓纵之势，况梅能生液，湿去津生，最为可法。

一百一、三甲散

鳖甲　龟甲并用酥炙黄，为末。各一钱。如无酥，各以醋炙代之　穿山甲土炒黄，为末　蝉蜕洗净，炙干　白僵蚕切，生用　牡蛎煅为末　当归各五分　白芍酒炒，七分　甘草三分　䗪虫三个，干者擘碎，鲜者杵烂，和酒少许，取汁入汤药同服，其滓入诸药同煎

水二盅，煎八分，滤去滓，温服。

雄按：此方从《金匮》鳖甲煎丸脱胎。

一百二、白虎加苍术汤

即白虎汤，加苍术一味。

叶香岩曰：知母气味苦寒，入足阳明；甘草气味甘平，入足太阴；石膏气味辛寒，入手太阴、足阳明；苍术气味苦辛温，入足太阴；粳米气味甘平，入手足太阴。此治暑湿相搏而为湿温病者，以苦寒辛寒之药清其暑，以辛温雄烈之药燥其湿，而以甘平之药缓其中，则贼邪、正邪[1]皆却，正[2]自安矣。

一百三、清暑益气汤

人参　黄芪　白术　广皮　神曲　泽泻各五分　苍术　升麻各一钱　麦冬　炙草　葛根　当归　黄柏各二分　青皮二分半　五味子九粒

水二盏，煎一盏，去滓，温服。雄按：《治法汇》止用参、芪、术、草、归身、橘皮、五味、麦冬、黄柏九味，加姜、枣。汪按：东垣此方，洄溪已讥其用药杂乱，此去苍术、升麻、葛根是矣，然犹不免近杂。用此方者，加减尚宜斟酌[3]。

王晋三曰：此治膏粱之体，因避暑而袭凉饮冷，内伤脾胃，抑遏真阳

---

① 正邪：五邪理论出自《难经》，包括虚邪、实邪、贼邪、微邪、正邪，为按五行生克关系而确定之五邪。

② 正：崇文书局本、醉六堂本、中医书局本均作"病"。

③ 汪按……宜斟酌：崇文书局本、中医书局本均无此注。

之剂，故方中以清解与补益兼施。

尤拙吾曰：元气本虚，而又伤于暑湿，以致四肢倦怠，精神短少，懒于动作，胸气短促，不思饮食，脉浮缓而迟者，雄按：其脉如是，乃气虚湿盛兼吸微暑也。可用此方。若体实脉盛，或虽虚而不甚，及津涸烦渴多火者，则不可混投也。雄按：《湿热病篇》第①三十八条后余有清暑益气法，可用也。汪按：梦隐所定清暑益气方，用西洋参、石斛、麦冬、黄连、竹叶、荷杆、知母、甘草、粳米、西瓜翠衣十味，较东垣之方为妥，然临证尚宜加减斟酌。又按：伤暑倦怠，投参、麦、五味立效，然必审其无外感者，若有暑邪，投之其危立至，不可不慎也②。

雄按：东垣专事升阳，徐洄溪、章杏云皆深非之。此方亦从补中益气加味，魏柳洲云：补中益气汤为东垣治内伤外感第一方，后人读其书者，鲜不奉为金科玉律。然不知近代病人类多真阴不足，上盛下虚者十居八九，即遇内伤外感之证，投之辄增剧，非此方之谬，要知时代禀赋各殊耳。陆丽京尝言：阴虚人误服补中益气，往往暴脱，司命者审诸。今人吸烟者多，阴液既已耗伤，痰气极易升逆。按丹溪云：素无痰者，服升、柴不致满闷。孙文垣云：经谓升降浮沉必顺之。又曰：天时不可伐。虽宜升提之病，而冬之闭藏，实为春令发生之本，天人一理。若不顾天时，而强用升提之法，是伐天和而泄元气，根本既亏，来春何以发生？此等至理，皆不可不知也。余谓东垣立方，命名本错，设当时立此培中举陷之法，名曰补中升气汤，则后人顾名思义，咸知其为升剂矣。原以升药举陷，乃既曰补中，复云益气，后人遂以为参、术得升、柴，如黄芪得防风，而功愈大，既能补脾胃之不足，又可益元气之健行，凡属虚人，皆堪服饵，而忘其为治中虚兼外感之方。再经立斋之表章，每与肾气丸相辅而行，幸张会卿一灵未泯，虽好温补，独谓此方未可浪用，奈③以卢不远之贤，亦祖新甫甚矣，积重之难返也。惟叶天士谓立斋用药，每执死法，未免有不中肯綮者。汪按：洄溪亦以立斋为庸医之首④。

---

① 第：崇文书局本、中医书局本均无此字。

② 汪按……不慎也：崇文书局本、中医书局本均无此注。

③ 奈：崇文书局本、中医书局本此下均有"何"字。

④ 汪按……庸医之首：崇文书局本、中医书局本均无此注。

一百四、生脉散

方见《湿热病篇》第三十九条。

一百五、香薷饮[①]

四味香薷饮、黄连香薷饮、五物香薷饮、十味香薷饮并见《湿热病篇》第四十条。

一百六、真人养脏汤

人参　白术炒焦。各钱半　肉桂　诃子肉　木香　肉豆蔻　罂粟壳各五分

水煎，温服。一方有白芍、甘草，甚者加附子五分。

雄按：此治久泻而脾肾虚寒，脏气不摄之方也。汪按：此方诃子肉、罂粟壳并用，较益黄散更涩，亦宜末服，不宜煎服。又按：此方必纯属虚寒者方可用，若用以治暑热之痢，则必噤口告危，杀人如草矣[②]。

一百七、冷香饮子

附子炮　陈皮　草果各一钱　炙甘草一钱五分　生姜五片

水一盅，煎滚即滤，井水顿冷服。

雄按：此方与大顺散皆治阴寒冷湿之气客于太、少二阴而为霍乱吐下之方也。多由畏热而浴冷卧风，过啖冰瓜所致，乃暑月之中寒证，非病暑也。若痢疾门中可用此方之证，甚属罕见，苟谛审未确，切须慎之，万一误投，噬脐[③]奚及！洄溪云：如有暑邪者，姜断不可用，虽佐芩、连，不可救也。况姜、附同用，而无监制之品者乎？俞东扶云：昔罗谦甫治商参政与完颜小将军二案，俱用热药，俱不名曰暑病。又吴球治远行人一案，虽在暑月，直曰中寒，盖恐后世误以热药治暑，特举病因以称之[④]，可谓名

---

① 饮：崇文书局本、中医书局本均作"散"。

② 汪按……如草矣：崇文书局本、中医书局本均无此注。

③ 噬脐：比喻后悔不及。

④ 之：中医书局本作"寒"。

正言顺矣。盖寒暑者，天地一定之阴阳，不容混淆，隆冬既有热病，盛夏岂无寒病？故辨证为医家第一要务，辨证既明，自然不惑于悠悠之谬论，而无倒行逆施，遗人夭殃之虑矣。

一百八、败毒散

羌活　独活　柴胡　前胡　川芎　枳壳　桔梗　茯苓　甘草　薄荷

为细末，每服二钱，水一盏，煎七分，温服，或沸汤点服亦得。雄按：此即《活人》本方去人参、姜，加薄荷。

余师愚曰：此足三阳药也。羌活入太阳而理游风；独活入太阴而理伏邪，兼能除痛；柴胡散热升清，协川芎和血平肝，以治头痛目昏；前胡、枳壳降气行痰，协桔梗、茯苓以泄肺热而除湿消肿；甘草和里；更以薄荷为君，取其清凉气味皆薄，疏导经络，表散能除高巅邪热。方名败毒，良有以也①。疫证初起，服此先去其爪牙，雄按：爪牙者，表邪之谓也，无表邪者，不可用也。使邪不盘踞经络，有斑即透，较升、葛、荆、防发表多多矣。如口干舌燥，加黄芩；喉痛加山豆根，倍甘、桔。雄按：虽加苦寒之品，终嫌升散，必恶寒无汗者始可用也。古方引用生姜，生姜性太热，与疫证不宜，以葱白易之可也。

雄按：喻氏论疫，推服此方为第一，极言其功效之神，后人从而和之。然羌、独、柴、芎类属温升，考《活人书》治伤寒瘟疫，风湿风眩，拘蜷风痰，头痛目眩，四肢痛，憎寒壮热，项强睛疼，则所治者，原是风寒湿障杂感之伤寒瘟疫，并非兼治暑燥之病者。余氏因熊氏先剪爪牙之说，遂谓温②热之疫，初起亦当先服此方，虽每服二钱，尚是小剂，但必外夹风寒湿之表邪者，始为合拍，否则热得风而愈炽，能无亢逆之忧乎？惟桔梗汤［五十二］最为中窾③，用者审之。

---

① 良有以也：的确是有原因的。良，的确，确实；以，因由，缘故。
② 温：崇文书局本、中医书局本均作"淫"。
③ 中窾（kuǎn 款）：切中要害，引申为恰当，合适。窾，空隙。

一百九、清瘟败毒饮

生石膏大剂六两至八两，中剂二两至四两，小剂八钱至一两二钱　小生地大剂六钱至一两，中剂三钱至五钱，小剂二钱至四钱　乌犀角大剂六钱至八钱，中剂三钱至五^①钱，小剂二钱至四钱　真川连大剂四钱至六钱，中剂二钱至四钱，小剂一钱至一钱半　栀子　桔梗　黄芩　知母　赤芍　元参　连翘　甘草　丹皮　鲜竹叶

先煮石膏数十沸，后下诸药，犀角磨汁和服。

此十二经泄火之药也。凡一切火热，表里俱盛^②，狂躁烦心，口干咽痛，大热干呕，错语不眠，吐血衄血，热甚发斑，不论始终，以此为主方。盖斑疹虽出于胃，亦诸经之火有以助之，重用石膏，直入胃经，使其敷布于十二经，退其淫热。佐以黄连、犀角、黄芩，泄心肺火于上焦；丹皮、栀子、赤芍，泄肝经之火；连翘、元参，解散浮游之火；生地、知母，抑阳扶阴，泄其亢甚之火而救欲绝之水；桔梗、竹叶，载药上行。使以甘草和胃。此大寒解毒之剂。重用石膏，则甚者先平，而诸经之火自无不安矣。若疫证初起，恶寒发热，头痛如劈，烦躁谵妄，身热肢冷，舌刺唇焦，上呕下泄，六脉沉细而数，即用大剂；沉而数者，即用中剂；浮大而数者，用小剂。如斑一出，即加大青叶，并少佐升麻四五分，引毒外透，此内化外解，浊降清升之法，治一得一，治十得十，以视升提发表而加剧者，何不俯取刍荛^③之一得乎？雄按：观此说则初起不必用剪爪牙之法也。又秦皇士治斑，用升麻、黄连、生地、丹皮、甘草、木通，名升麻清胃汤，轻清凉血，亦是透化斑疹之妙法，误食荤腥者，加山楂、砂仁。乾隆甲申，余客中州^④，先君偶染时疫，为群医所误，抱恨终天，曷其有极！思于此证，必有以活人者，公之于世，亦以稍释余怀。因读本草言石膏性寒，大清胃热，味淡气薄，能解肌热，体沉性降，能泄实热，恍然大悟，非石膏不足以治热

---

① 五：崇文书局本、中医书局本均作"四"。
② 盛：崇文书局本、中医书局本均作"感"。
③ 刍荛（chúráo 除饶）：割草打柴的人。多用以指草野鄙陋的人。
④ 州：崇文书局本、中医书局本均作"川"。

疫，遇有其证，辄投之，无不得心应手，三十年来，颇堪自信，活人所不治者，笔难罄述。然一人之治人有限，因人以及人无穷，因著为《疫疹一得》，公之于世，使天下有病斯疫者，起死回生，咸登寿域，余心庶[①]稍安焉。桐城余霖漫识。

吴种芝曰：甲寅夏，久无雨，暑气盛行，人多疾病，病则必死，医家齐束手不治。师愚辄予以石膏、黄连等剂，无不立效，其得之则生，不得则死者，不可更仆数。而余门下奎氏兄弟，一存一夭，尤属明征。然存活日多而谤者日益众，谓师愚非石膏不立剂，是诬人，甚至以谤师愚之故，并谓石膏为断不可用，岂不更诬药哉？诬人既已不可，诬药而愚者信焉，妄者传焉，虽遇热证凶危，仍以柴、葛当之，不效则投以丹、芩，又不效则投以人参、桂、附。雄按：粗工伎俩，大率如此。至于一误再误，死而后已，医者犹诩诩得意曰：非我也，命也。是以谤师愚之故，而累及无辜，置人之生死于弗顾也，岂不大可叹哉！

庄制亭曰：此方分两太重，临证时不妨量裁一二味，或减轻分两，如石膏由三五钱以至二三两，皆可取效。汪按：石膏体重，若止用三五钱，似嫌太少[②]。

雄按：余君治祁某案后云：此方医家不敢用，病家不敢服，甚至药肆不敢卖，有此三不敢，疫证之死于误者，不知凡几。纪文达公于癸丑年曾目击师愚之法，活人无算，而谓其石膏有一剂用至八两，一人服至四斤，因而疑为司天运[③]气所值，未可执为通例。余氏书中，亦罗列运气之说，然则甲子、甲申、戊子、丙午、癸丑、甲寅等年岁运并不同，何以案中治法皆同乎？此司天在泉之不可泥，但察其时之旱潦，见证之宜否为可凭也。道光中[④]归安江笔花治一时疫发斑，用石膏至十四斤而斑始透，盖深得师愚之法者。而王予中太史《白田集》有《石膏辨》云：目击受石膏之害者甚多，深以缪仲淳、袁体庵为不可法。贤者尚尔，无怪乎庸耳俗目

---

① 庶：崇文书局本、中医书局本均作"亦"。
② 汪按……似嫌太少：崇文书局本、中医书局本均无此注。
③ 天运：崇文书局本、中医书局本均无此二字。
④ 中：崇文书局本、中医书局本皆作"间"。

之谤师愚也。夫停食不消，因而致死者多矣，岂可归罪于五谷？以为神农后稷作俑，而令天下人辟谷耶？况物性之中和，莫如谷矣，而霍乱痧胀，一口米汤下咽即难救治。盖一病有一病之宜忌，用得其宜，硝、黄可称补剂，苟犯其忌，参、术不异砒、砌，故不可舍病之虚实寒热而不论，徒执药性之纯驳以分良毒也。补偏救弊，随时而中，贵于医者之识病耳。先议病后议药，中病即是良药。汪按：凡药能治病者，误用即能杀人，参、术与硝、黄无异也，贵于中病而已。乃世人无病者偏好服药，及有病又不议病而议药，医者欲其道之行，藉以谋生，相率阿世取容，偶有特立之士，力排众论，别出心裁如师愚者，且群目为怪物矣。欲求医学之昌明，何可得乎？此数语乃医者之良箴，处方之轨范，吾愿世之医人，取而三复之[1]。然读书以明理，明理以致用，苟食而不化，则粗庸偏谬，贻害无穷，非独石膏为然矣。搢绅先生博览之余，往往涉猎岐黄家言，或笔之于书，或参赞亲友之病，世人因信其知儒，遂并信其知医，孰知纸上谈兵，误人不浅，吕晚村是其尤者也。安得如徐洄溪者，一一而砭之哉！汪按：洄溪有涉猎医书误人论，言皆切中，可以垂戒，而《医贯砭》一书，尤极有功于医学，无如世之庸耳俗目推尊晚村者，终不肯信也，可叹[2]！

一百十、锡类散

象牙屑焙　珍珠各三分　飞青黛六分　梅花冰片三厘　壁钱俗名喜儿窠，二十个，用泥壁上者，木板上者勿用　西牛黄　人指甲男病用女，女病用男，分别合配。各五厘

研极细粉，密装瓷瓶内，勿使泄气。专治烂喉时证，及乳蛾牙疳，口舌腐烂，凡属外淫为患，诸药不效者，吹入患处，濒死可活。

雄按：此方尤鹤年附载于《金匮翼》，云张瑞符传此救人而得子，故余名之[3]曰锡类散，功效甚著，不能殚述。

---

① 汪按……而三复之：崇文书局本、中医书局本均无此注。
② 汪按……可叹：崇文书局本、中医书局本均无此注。
③ 之：崇文书局本、中医书局本均无此字。

一百十一、朱砂安神丸

透明朱砂另研　黄连各五分[①]　生地三钱　当归　甘草各二钱

为细末，酒泡蒸饼丸，如麻子大，即以朱砂为衣，每服三十丸，卧时津液咽下。

叶仲坚曰：经云：神气舍心，精神毕具。又云：心者生之本，神之舍也。且心为君主之官，主不明则精气乱，神太劳则魂魄散，所以寤寐不安，淫邪发梦，轻则惊悸怔忡，重则痴妄癫狂。朱砂具光明之体，赤色通心，重能镇怯，寒能胜热，甘以生津，抑阴火之浮游，以养上焦之元气，为安神之第一品；心苦热，配黄连之苦寒泻心热也，更佐甘草之甘以泻之；心主血，用当归之甘温归心血也，更佐地黄之寒以补之。心血足则肝得所藏而魂自安，心热解则肺得其职而形自正也。

一百十二、集灵膏

人参　枸杞子各一斤　天冬　麦冬　生地　熟地各二十八两　怀牛膝酒蒸，四两

甜水砂锅熬膏，将成加炼白蜜六两，滚数沸收之，白汤或酒调服。

雄按：先大父云：此方始见于《广笔记》，云出内府。又载于《治法汇》，而无牛膝，方后注血虚加当归四两，脾弱加白术四两或半斤，且云治一切气血两虚，身弱咳嗽者，罔不获效。凡少年但觉气弱倦怠，津液少，虚火上炎急宜服之。后惟魏玉横善用此方，《续名医类案》内极著其功效，实即人参固本加味也。或又加仙灵脾。余谓峻滋肝肾之阴，无出此方之右者。若兼带下遗精者，宜去牛膝，加黄柏；大便易滑者，亦去牛膝，重加生薏仁。《理虚元鉴》治劳嗽，用本方去人参、牛膝，加元参、甘桔。

一百十三、麦冬汤

麦冬一两　炙甘草二两　鲜竹叶十五瓣　北枣肉两枚

[①] 分：崇文书局本、中医书局本均作"钱"。

为细末，每服五钱，粳米汤盏半，煎至一盏，温服。不能服者，绵渍点口中，如加人参更妙。

雄按：此海藏方也。即《金匮》麦门冬汤去半夏加竹叶，治房劳复之气欲绝者，服之大效。然《外台》于此证主一味竹皮汤，以竹皮坚韧，能固气液之脱而清虚火，方中似不可缺。又枸杞子纯甘多液，能补精神气血之耗伤，凡气喘吸促根蒂欲漓者，可加入两许，殊胜人参、熟地也。即不因房劳而气液两亏，不能受重剂峻补者，余亦用此法接续其一线之生机，每多获效。推而广之。可以养心营，可以润肺燥，<small>汪按：嗽证肺虽虚而尚有邪者，麦冬究宜慎用①</small>。可以缓肝急，可以补脾阴，其用多矣。宜②易其名曰小复脉汤。

---

① 汪按……宜慎用：崇文书局本、中医书局本均无此注。
② 宜：崇文书局本、中医书局本均作"当"。

跋 ①

海昌有隐君子焉，曰王先生，抱道在躬，以医济世，始寓于杭，时予甫髫年，即闻其活人无算，顾以童子无知，未敢轻谒。既而先生回籍，复遨游杭禾②诸处，所至人咸景仰，名震吴越间，予益以道阻且长，未克侍教为憾。今年与秀水庄君眉仙共事申江，乐数晨夕，见其案头有先生大著《温热经纬》，展读未竟，会先生来访庄君，遂得亲承道范③，十余年来渴慕之忱于以稍慰。且知先生亦以避难僦④居于沪，自此可常得追随，洵不仅一时之欣幸也。

同治二年夏五月仁和后学唐文溶谨跋

---

① 跋：此跋原无，据崇文书局本、中医书局本补。
② 禾：浙江嘉兴别称禾城。
③ 道范：敬称他人的容颜，风范。
④ 僦（jiù 就）：租赁。

校注后记

一、作者及成书

王士雄（1808—1863），字孟英，号梦隐（一作梦影），又号潜斋、半痴山人、随息居士、睡乡散人等。浙江盐官（今浙江海宁）人，曾迁居钱塘（今浙江杭州）、上海等地。其曾祖王学权，精于医，曾撰《医学随笔》，祖父及父皆精通医学，曾对该书做过补充和校注。王士雄 14 岁时，因其父病重不起，临终前曾嘱咐他："人生天地间，必期有用于世，汝识斯言，吾无憾矣。"便立志习医。但因当时家境贫寒，迫于生计，至婺州（今浙江金华）佐理盐业为生，得暇钻研医籍，"披览医书，焚膏继晷，乐此不疲"。其时战乱，疫疠流行，亲人死于霍乱，虽身处逆境，但并未影响学业，反而发奋图强，学医之志愈坚。《海宁州志》记载，孟英"究心《灵》《素》，昼夜考察，直造精微"。他刻苦钻研，上自《黄帝内经》《难经》，下迄明清诸先贤著作，博采众长，融会贯通，积累了丰富的临床经验，于温病更有自己的心得，曾屡起沉疴，医名大振。王氏一生著作颇丰，主要有《温热经纬》《随息居重订霍乱论》《随息居饮食谱》《王氏医案》等，为后世留下了大量的珍贵中医文献。《温热经纬》即是其代表作，本书的刊行，对温病学说的发展做出了承前启后的贡献，王氏被后世誉为温病学派四大家之一，与叶天士、薛生白、吴鞠通齐名。

《温热经纬》成书于清咸丰二年（1852），本书"以轩岐仲景之文为经，叶薛诸家之辩为纬"，选取《黄帝内经》《伤寒杂病论》中有关热病的内容，及叶天士、陈平伯、薛生白、余师愚等诸家温病条文，分卷辑录，结合自己的临证经验，参以注释析义，对温病学理论做了较为系统的整理和提高。同时旁考他书，参以经验，经纬交错，通过整理和总结前人的温病学内容，系统地阐述了温病学的理论体系，后人谓为集温病学之大成者，是学习温病学的重要参考书。

二、版本介绍

据《中国中医古籍总目》记载，本书目前现存的版本有：清咸丰二年（1852）刻本、清同治二年（1863）刻本、清同治三年（1864）刻本、清同治九年（1870）豫章杨氏刻本、清同治十三年（1874）湖北崇文书局刻本、清光绪三年（1877）湖北书局刻本、清光绪四年（1878）会稽学署刻本、清光绪八年（1882）四川新繁东湖刻本、清光绪十一年（1885）松韵阁刻本、清光绪十八年（1892）上海醉六堂刻潜斋医书五种本、清光绪十九年（1893）富邑三多砦福善堂刻本、清光绪二十一年（1895）刻本、清光绪二十二年（1896）上海图书集成印书局铅印本、清光绪二十三年（1897）刻本、清光绪二十九年（1903）月岩别墅刻本、清光绪三十年（1904）上海鸿文书局石印潜斋医书五种本等，民国期间亦有诸多版本，如1913年湖南文化印书局铅印本、1915年上海普新书局石印本、1935年上海中医书局铅印本。新中国成立后，1956年人民卫生出版社出版了据清咸丰二年（1852）刻本的影印本等。《温热经纬》自刊行以来，被反复刊刻传抄，各种版本多达三十余种。

此次整理，我们对本书的版本进行了实地调研。《中国中医古籍总目》所记载最早的版本为清咸丰二年（1852）刻本，但据本书的内容，序中有同治二年（1863）的赞词，且王士雄于咸丰三年（1853）所撰《潜斋简效方》有载："余纂《温热经纬》一书……《经纬》卷帙稍繁，未能付梓。"咸丰八年（1858）所撰《归砚录》中亦提及："《温热经纬》……遗稿未梓，偶于拙草中检得数条，附录于此。"因此，《中国中医古籍总目》所载本书清咸丰二年（1852）刻本应为著录有误。故本次整理选择清同治二年（1863）刻本为底本；清同治十三年（1874）湖北崇文书局本为主校本；清光绪十八年（1892）上海醉六堂刻潜斋医书五种本、1935年上海中医书局铅印本为参校本。

三、主要学术思想及特色

1. 阐述六气，辨别寒温

王士雄总结前人有关诊治温热病的经验和理论，结合自己的实践体会对"六气理论"予以发挥。王氏论六气，一本《黄帝内经》，以阴阳为纲，将其归纳为两类，谓暑、风、火为阳，寒、燥、湿为阴。认为风为阳邪，性无定体，常兼它邪致病，兼寒则为风寒病邪，兼热则为风热病邪，其致病常表现为风寒病邪和风热病邪致病的不同病理特点。湿邪致病，也常随其所兼之邪或人体体质差异，而有寒湿、湿热的不同。由于湿分旺四时，而以长夏季节为甚，其时暑气犹盛，湿易蒸腾，故人多病湿热。据此，王氏称之为"热湿多于寒湿"。他所说的"热湿"即暑湿，系暑邪兼湿侵袭致病；"寒湿"是指既伤寒又伤湿的病证。至于燥，王氏从本气、标气两方面析理。他说："燥为凉邪，阴凝则燥，乃其本气。但秋燥二字皆从火者，以秋承夏后，火之余焰未息也。若火既就之，阴竭则燥，是其标气。治分温润、凉润二法。然金曰从革，故本气病少，标气病多，此圣人制字之所以从火，而《内经》云：燥者润之也。"此外，王氏认为"六气皆能化火"，王氏指出："寒、暑、燥、湿、风，乃五行之气，合于五脏者也，惟暑独盛于夏令，火则四时皆有。析而言之，故曰六气。……以五行论，言暑则火在其中矣，非五气外另有一气也。若风、寒、燥、湿悉能化火，此由郁遏使然，又不可与天之五气统同而论矣。"

王氏十分重视温病的温热特性，在收入《黄帝内经》绝大多数与温热相关的条文的同时，舍弃了《素问·热论篇》中"今夫热病者，皆伤寒之类也"以及"人之伤于寒也，则为病热，热虽甚不死，其两感于寒而病者，必不免于死"。说明王氏对"伤寒则为病热"这一结论并不认可。伤寒与温病是不同的病种，因证各别，治法不能混淆，王氏著《温热经纬》意图之一，就在于论述寒温各异，应当分别对待。但同时也不排斥伤寒理论，王氏认为中医理论有其渊源，温病的创新也离不开伤寒理论的根源，王氏十分推崇寒温并治温病的观点，并采用《伤寒论》阳明病的治法来治温热病，指出仲景六经并不专为伤寒而设，无论何病但见阳明证即作阳明治，伤寒、温病可以同证同治，不拘名称之谓，凸显了王氏在温病学理论上"寒温融合，兼收并蓄"的学术思想。

2. 明辨温病传变的规律

有关温病的传变规律，吴鞠通说，凡温病，始于上焦，在手太阴，肺病逆传，则为心包，上焦失治，传中焦，终下焦。王氏对此大表异议，指出新感温病，始在上焦，其传变有顺逆之异；伏气温病，自内而发，病起于下，不在上焦，并在《归砚录》中论"若此等界限不清，而强欲划界以限病，未免动手即错矣"。于是，对温病的不同传变次第，以及温病的新感、伏气之分详加厘析，细为阐发。

（1）关于顺传与逆传

叶天士《外感温热篇》提出了"逆传心包"的见解。章虚谷以五行生克为解，谓"心属火，肺属金，火本克金，而肺邪反传于心，故曰逆传也"。王氏则认为，传心包称逆，是相对于传胃称顺而言的。《归砚录》云："彼犯肺之邪，若不外解，原以下传于胃为顺……惟其不能下行为顺，是以内陷膻中为逆传。"在肺之邪，能下行传胃，是从脏出腑，为邪有出路，故曰顺。不移胃而传心，是从脏传脏，邪无出路，必内蕴滋变。《难经》云"肺邪入心为谵言妄语"是谓逆。细味王氏所释逆传之理，还包含了病邪不经过气分，直入营分的剧变。叶氏说："卫之后方言气，营之后方言血。"病邪在卫不解，传入气分，乃是其常。若不经过气分阶段，即现营分病证，乃是其变。常与变，即寓顺逆之意，因此王氏说："以邪从气分下行为顺，邪入营分内陷为逆也。"而"心主血，属营"，营气通于心，故云逆传心包。至于其"若不下传于胃，而内陷于心包络，不但以脏传脏，其邪由气分入营，更进一层矣，故曰逆传"的论述，则更明确地说明了邪从肺入心、由卫入营两种传变，均系逆传病变，其义甚彰。

王氏在阐发逆传的同时，推释出了顺传的传变规律。尝云："温热为阳邪，火必克金，故先犯肺，火性炎上，难得下行。若肺气肃降有权，移其邪由腑出，正是病之去路。"究其立意："肺胃大肠一气相通，温热究三焦，以此一脏二腑为最要。肺开窍于鼻，吸入之邪，先犯于肺，肺经不解，则传于胃，谓之顺传，不但脏病传腑为顺，而自上及中，顺流而下，其顺也有不待言者。故温热以大便不闭者易治，为邪有出路也。"从而可知，他是以病邪由肺及胃、自胃至肠为顺传，较之叶氏的卫气营血说和吴氏的上中下三焦说，别具特色，是在继承两说基础上的发挥，是对部分温病病变特点的客观概括，对于临证全面认识、正确处理一些温热病有指导作用，值得重视。

（2）关于新感与伏气温病

王氏在自序中提到"或不知有伏气为病，或不知有外感之温"，简明扼要地指出了温热病有新感温病与伏气温病之分。书中按新感、伏气分类，如《内经》伏气温热篇"仲景伏气温病篇""仲景外感热病篇""叶香岩外感温热篇""叶香岩三时伏气外感篇"等。王氏非常强调伏气为病，对其临床特点及治法有许多独到的见解和论述。关于伏气传变，王氏说："伏气温病，自里出表，乃先从血分而后达于气分……不比外感温邪，由卫及气，自营而血也。"揭示了其不同于新感，而是自里内发，由深而浅的病变特点。也正因其特殊的传变规律，决定了病证及治法的特殊性："起病之初，往往舌润而无苔垢，但察其脉软而或弦，或微数，口未渴而心烦恶热，即宜投以清解营阴之药，迨邪从气分而化，苔始渐平，然后再清其气分可也。伏邪重者，初起即舌绛咽干，甚有肢冷脉伏之假象，亟宜大清阴分伏邪，继必厚腻黄浊之苔渐生，此伏邪与新邪先后不同处。更有邪伏深沉，不能一齐外出者，虽治之得法，而苔退舌淡之后，逾一二日，舌复干绛，苔复黄燥，正如抽蕉剥茧，层出不穷。"如此精湛的论述，只有于临床潜心观察，刻意精究，方能为之。

3. 阐释暑病性质及辨证

王氏明确提出暑为阳邪，与火热同为一气，且暑病多夹湿。他说："所谓六气，风、寒、暑、湿、燥、火也。分其阴阳，则《素问》云，寒暑六入，暑统风火，阳也；寒统燥湿，阴也。言其变化，则阳中惟风无定体，有寒风，有热风，阴中则燥湿二气，有寒有热。至暑乃天之热气，流金烁石，纯阳无阴。或云阳邪为热，阴邪为暑者，甚属不经。"在王氏之前，喻嘉言、章虚谷等许多名家均执暑中原有湿之说，造成人们对暑病的误解。王士雄指出暑为天气，其性纯阳，湿为地气，其性属阴，本为二气，绝非暑中本有湿。认为暑与湿自成一气，火又为一气，暑、湿、火各为一气，绝非"火湿合气"始成暑也。他还指出："在天为暑，在地为热，故暑即热之气也。昔人谓有阴暑者，已极可笑。其分中热、中暑为二病者，是析一气而两也。又谓暑合湿热而成者，是并二气而一也，奚可哉？"

诚然，从临床实际来看，暑热易蒸动水湿，天暑下逼，地湿上蒸，暑与湿氤氲相兼，人在气交之中，易感其气而病暑湿，此乃事实。对此王氏曾作分析，谓："长夏湿旺之令，暑以蒸之，所谓土润溽暑，故暑湿易于兼病，犹之冬月风寒，每相兼感。暑令湿盛，必多兼感，故曰夹，犹之寒邪夹食，湿证兼风，俱是二病相兼，非谓暑中必有湿也。故论暑者，须知为天上烈日之炎威，不可误以湿热二气并作一气，始为暑也。而治暑者须知其夹湿为多焉。"此番阐述，既肯定了暑性纯阳，与湿无涉，又辨明了两邪在致病中的易兼性，告诫人们辨识六气时，不能误认为暑中本有湿，在治暑病时，需注意是否兼湿邪，如此辨证的认识是值得称道的。

4. 师古不泥，处方灵活

王氏继承叶天士、吴鞠通等前人的学术思想，认为温热之邪，最易伤津劫液。强调在治疗温病时，应重视顾护阴液，善用凉润清解、甘寒养阴之剂。王氏论曰："实其阴以补其不足，此一句实治温热之吃紧大纲。盖热病未有不耗阴者，其耗之未尽则生，尽则阳无留恋，必脱而死也。真能体味斯言，思过半矣。"常用药物如沙参、芦根、石斛、鳖甲、天冬、麦冬、生地黄等，还有如梨汁、甘蔗汁、藕等食品。

王氏重视古方运用，用药善取舍前人经验，尤其在卷五之"方论"篇，总结与精选了前人治疗温病的验方 113 首，每方采撷前贤之论，附以王氏之用药经验，或评议，或发挥，为临证治疗温热病证提供了非常有参考价值的文献。如甘草汤，仅用一味甘草，前贤所言治疗各种病证，对其功效，王氏总结道："总不外乎养阴缓急，清热化毒也。"选用葱豉汤则指出"此汤为温热初病开手必用之剂"，此剂药性平和，辛温而不燥热，无伤津之弊，用于温病初起，可以肃清表邪。善用藿香正气散、不换气正气散二方，在治疗湿暑热证时，强调辨证用药，谓"风寒外感，食滞内停，或兼湿邪，或吸秽气，或伤生冷，或不服水土等证，的是良方。若温暑热证不兼寒湿者，在所切禁"。在治疗湿温时善用甘露消毒丹，王氏谓："人在气交之中，口鼻吸受其气，留而不去，乃成湿温疫疬之病。"临床见"发热倦怠，胸闷腹胀，肢酸咽肿，斑疹身黄……疮疡等证"，辨证"但看患者舌苔淡白或厚腻，或干黄者，是暑湿热疫之邪尚在气分，悉以此丹治之立效"。

王氏在诊治温病时注重辨证论治，在前人基础上总结出自己的观点和见解，如病邪在肺时治必轻清，若传入气分，以清气为主，结合辨证，根据病邪性质分而治之。邪热传入营血者，方用王晋三犀角地黄汤。对气血（营）两燔者，则用白虎汤加生地、黄连、犀角、竹叶等，以达气营两清之效。在"仲景湿温篇"中提到"伤寒瘀热在里，身必发黄，麻黄连轺赤小豆汤主之"，王氏颇有发挥，"余治夏月湿热发黄而表有风寒者，本方以香薷易麻黄辙效"。治"风温证，身灼热，口大渴，咳嗽烦闷，谵语如梦语，脉弦数干呕者，此热灼肺胃，风火内旋"，王氏见解独到，"嗽且闷，麦冬未可即授，嫌其滋也。……木火上冲而干呕，则青蒿虽清少阳而嫌乎升矣"。热入营血用牡丹皮，为其常理，而王氏则认为"丹皮虽凉血而气香走泄，能发汗，惟血热而瘀者宜之，又善动呕，胃弱者勿用"。这些治疗温病的用药经验对后世颇有启迪。

综上，《温热经纬》对《黄帝内经》《伤寒杂病论》及前贤医家的温热观进行了较为全面系统地梳理，反映了王氏的温热观以及治疗温热病的临证特色，为温病学的发展做出了卓越的贡献，对现代临床也具有十分重要的指导意义。

《浙派中医丛书》总书目

原著系列